Homöopathie für Kinder

Dr. med. Michael Drescher

Homöopathie für Kinder

Sanfte Hilfe bei typischen Erkrankungen

Der Autor: Dr. Michael Drescher ist Kinderarzt und Homöopath mit eigener Praxis in Neutraubling. Er hält Fortbildungsseminare für Ärzte, Apotheker und interessierte Laien über die homöopathische Behandlung und ist Autor und Mitherausgeber des Standardwerks »Homöopathie in der Kinder- und Jugendmedizin«.

Bibliografische Information der Deutschen Bibliothek
Die Deutsche Bibliothek verzeichnet diese Publikation in der Deutschen Nationalbibliografie; detaillierte bibliografische Daten sind im Internet über http://dnb.ddb.de abrufbar.

Postfach 80 06 69, 70506 Stuttgart

www.urania-verlag.de

Redaktion: Berliner Buchwerkstatt,
Jeanette Stark-Städele
Satz: Berliner Buchwerkstatt
Umschlaggestaltung: Behrend & Buchholz, Hamburg
Umschlagbild: © Iconica / Laureen Middley / Getty Images
Druck: Westermann Druck, Zwickau
Printed in Germany

ISBN 978-3-332-01807-3

Ein Wort zuvor

Liebe Eltern,

Kinder leiden – vor allem in den ersten Lebensjahren – häufig an Infekten und anderen Erkrankungen. Eltern sind dann oft beunruhigt, ob ihr Kind vielleicht eine Abwehrschwäche hat, und scheuen sich, ihrem Kind ständig Medikamente zu geben, die ja durchaus Nebenwirkungen haben können. Die Homöopathie, eine seit mehr als 100 Jahren bewährte Heilmethode, bietet hier eine wirksame, aber absolut schonende Möglichkeit, den Krankheitsverlauf positiv zu beeinflussen.

In vielen Alltagssituationen können Eltern, die sich ein homöopathisches Grundwissen erworben haben, nach sorgfältiger Beobachtung ihrem Kind bei banalen Erkrankungen durch die Gabe des geeigneten homöopathischen Mittels helfen.

Dieses Buch wendet sich an Eltern, Betreuer und andere Kontaktpersonen, die erkrankten Kindern in solchen Fällen effektiv homöopathisch helfen wollen. Sie finden hier direkte praxiserprobte Empfehlungen ausschließlich für die Behandlung akuter Störungen.

Bei Problemen, die bei Ihrem Kind wiederholt auftreten und offensichtlich auf einer Veranlagung beruhen, wird auf die homöopathische Konstitutionsbehandlung hingewiesen. Diese sollte aber nur von einem Therapeuten durchgeführt werden, der diese Methode beherrscht und ausreichend in der Behandlung von Kindern ausgebildet ist.

Durch den besonderen Zugang der Homöopathie zur Krankheit und zur erkrankten Person können erfahrene Homöopathen mit ihrem Wissen auch noch bei schwierigsten Situationen helfen.

Eltern und homöopathische Laien sind dagegen nicht ausreichend mit der homöopathischen Krankheitslehre und den zahlreichen homöopathischen Mitteln vertraut. Es fehlen ihnen in der Regel auch die notwendigen Arbeitsmittel und die Technik, wie mit ihnen umzugehen ist. Was aber über alles Wissen und alle Technik hinaus nicht ersetzt werden kann, ist die tagtägliche therapeutische Erfahrung im Umgang mit erkrankten Personen.

Aus diesen Gründen müssen bei der Selbstbehandlung durch Eltern folgende Einschränkungen gemacht werden: Die meisten der hier gebrachten Behandlungsvorschläge beschränken sich auf eindeutige, leicht erkennbare und im Alltag oft vorkommende Symptomkonstellationen. Es werden nur solche Mittel und Potenzen empfohlen, mit denen selbst bei falscher Wahl kein gesundheitliches Risiko eingegangen wird.

Dennoch darf ich Sie ermutigen, bei leichteren Erkrankungen Ihres Kindes, die durchaus belastend sein können, in der hier beschriebenen Weise eine Behandlung zu versuchen. Ich hoffe, dass es Ihrem Kind dann bald wieder besser gehen wird und dass auch Sie sich von der Wirksamkeit einer homöopathischen Behandlung überzeugen konnten.

Wo die Grenze einer vertretbaren Selbstbehandlung erreicht ist, wird dies jeweils angegeben. Bei allen Fragen und Problemen, welche die eigenen Möglichkeiten übersteigen, sollten Sie sich als Eltern nicht scheuen, sich an einen erfahrenen Homöopathen zu wenden. Und nur nebenbei sei noch bemerkt, dass Homöopathie eine Heilmethode ist, die natürlich nicht nur bei Ihrem Kind wirkt. Praktisch alle Ratschläge in diesem Buch lassen sich bei entsprechenden Beschwerden ebenso und in gleicher Dosierung auch bei Jugendlichen und Erwachsenen anwenden.

Dr. Michael Drescher

Über die Homöopathie

Es ist unbestritten, dass alle Menschen auf feine Schwingungen und Energien im positiven wie im negativen Sinne reagieren. Für Kinder trifft dies in besonderem Maße zu. Diesen Effekt nutzt die Homöopathie, indem sie dem Organismus im Fall einer Erkrankung den notwendigen Heilungsimpuls zur Verfügung stellt.
Da dies auf rein energetischem Weg abläuft, kennt die Homöopathie keine Nebenwirkungen, die von der chemischen oder sonstigen Beschaffenheit eines Ausgangsstoffs ausgehen. Für einen wachsenden und reifenden Organismus, wie den eines Kindes, ist es in hohem Maße wichtig, möglichst unbelastet von schädlichen Einflüssen seinen gesunden Entwicklungsprozess durchlaufen zu können.

Wie wirkt Homöopathie, und was kann sie erreichen?

Alle Erkrankungen und Störungen, bei denen nicht ein Organ oder eine Organfunktion völlig zerstört ist, können der Heilung näher gebracht werden. Das sind bei Kindern alle Störungen, die auch durch die herkömmliche, nicht operative Medizin behandelt werden können. Aber im Unterschied zu dieser stützt sich die Homöopathie nicht auf die Wirkung der Inhaltstoffe eines Medikaments, sondern auf die spezifische Aktivierung des Selbstheilungsvermögens. Die Milchzuckerglobuli, die kleinen Streukügelchen, dienen lediglich als Überträgermedium dieser spezifischen Energie. Wenn wir vereinfachend vom »homöopathischen Mittel« sprechen, meinen wir damit immer die den Globuli innewohnende Information, nicht den Stoff, aus dem die Globuli gemacht sind.

Die homöopathischen Medikamente

In der Homöopathie wird eine Erkrankung mit dem Mittel behandelt, das bei einem Gesunden ähnliche Symptome hervorruft. Dazu muss aber der Ausgangsstoff speziell aufbereitet werden, und zwar durch den Prozess des *Potenzierens*. Der Ausgangsstoff erhält seine Potenz und damit seine Heilwirkung durch eine Serie von zwei ineinander greifenden Herstellungsschritten: durch *Verdünnen* und *Verschütteln*. Homöopathische Mittel werden aus Pflanzen-, Tier- und Mineralstoffen sowie aus Krankheitsprodukten, den so genannten Nosoden, hergestellt.

Beispiel für den hohen Verdünnungsgrad homöopathischer Mittel

Apis (Bienengift) D6 ist im Verhältnis 1 : 10 hoch 6 = 1 000 000fach verdünnt, dabei wurde 6-mal verschüttelt.

Apis C6 ist im Verhältnis 1 : 100 hoch 6 = 1 000 000 000 000fach verdünnt und 6-mal verschüttelt.

Krankheit ist Verstimmung der Lebenskraft

Nach S. Hahnemann hat die Krankheit nur dann eine Chance, wenn die den materiellen Körper belebende Lebenskraft geschwächt oder verstimmt ist. Diese Lebenskraft hat keinen materiellen Cha-

***Dr. med. Christian Samuel Hahnemann** (1755–1843)*
Der Entdecker des homöopathischen Heilprinzips widmete sich der Übersetzung medizinischer Literatur aus dem Englischen. Während der Arbeit an einem Kapitel über die Chinarinde, die damals als Malariamedikament in Gebrauch war, kam er auf den Gedanken, dieses Mittel an sich selbst einmal zu testen. Überrascht stellte er fest, dass sich darauf bei ihm genau die starken Symptome eines der Malaria ähnlichen Wechselfiebers einstellten. Das bewog ihn, noch weitere Substanzen auszuprobieren, um herauszufinden, ob diesbezüglich eine Gesetzmäßigkeit bestehe. Nachdem sich dieses bestätigte, begann er, auch wieder Kranke zu behandeln, und zwar mit Stoffen, von denen bekannt war, dass sie bestimmte Symptome auslösen können. Hahnemann gab sie deshalb bei ähnlichen Symptomen und Krankheiten in immer geringeren Verdünnungen und Dosierungen, ja bis unter die molekulare Größenordnung hinunter, um Vergiftungen und Verschlimmerungen vorzubeugen, wobei aber die heilsamen Wirkungen erhalten blieben. Das Resümee seiner Forschungen legte er im so genannten Ähnlichkeitsgesetz fest:
»Ähnliches soll mit Ähnlichem behandelt werden«.

rakter. Eine Behandlung, die z. B. gegen einen Erreger oder einen Tumor gerichtet ist, ändert nichts an der grundlegend geschwächten Lebenskraft, auf deren Boden die Krankheit entstanden ist. Durch die homöopathischen Mittel, welche ebenfalls nicht materiell sind, kann die Lebenskraft und damit die Kraft, gesund zu werden und gesund zu bleiben, gestärkt werden.

Die Suche nach dem richtigen Mittel

Die Homöopathie kennt keine Medikamente für bestimmte Diagnosen oder Krankheiten. Neben Einfühlungsvermögen, Beobachtungsgabe, Intuition und Erfahrung wendet der ausgebildete Homöopath bei der Suche nach dem richtigen Mittel folgende Strategien und Hilfsmittel an: Er muss sich, um z. B. das passendste Mittel für eine akute Beschwerde zu finden, das Symptom umfassend anschauen. Dabei stellt er folgende Hauptfragen:

- **Wo** spielt sich das Symptom ab?
- **Wann** tritt das Symptom auf?
- **Wie** reagiert der Patient?
- **Wodurch** wird es besser oder schlimmer?
- **Welches sind die Ursachen** und **Begleitumstände** (Modalitäten)?

Die eigentliche Schwierigkeit in der Homöopathie besteht darin, das dem Beschwerdebild möglichst ähnliche, quasi deckungsgleiche Arzneimittel (das so genannte Similimum) zu finden. Einzig dieses genau passende Mittel führt zur Besserung der Beschwerden. Wird dieses Mittel gegeben, bewirkt es

- eine Weckung der heilenden Eigenaktivität,
- eine Selbstregulation von überschießenden und Mangelzuständen,
- die Normalisierung der Körperfunktionen,
- eine Normalisierung eines übertriebenen Verhaltens,
- eine Beruhigung der Psyche,
- eine Wiederherstellung des inneren Gleichgewichts,
- den Aufbau einer effizienten Abwehr von Erregern,
- den Erwerb einer adäquaten Toleranz gegenüber sämtlichen Belastungen einschließlich Allergenen,
- eine Rückbildung überflüssiger Ersatzkrankheiten, wie z. B. Hautausschlägen, Warzen, Tumoren, Geschwüren, Missempfindungen und anderen Funktionsstörungen.

Bei richtiger Anwendung der Homöopathie gibt es keine ernsten Nebenwirkungen und bleibenden Verschlimmerungen.

In der Allopathie (Schulmedizin) hingegen werden oft *gegensätzlich* wirkende Mittel, z. B. Antibiotika, Antipyretika, Antihistaminika, Antikonvulsiva, Antidepressiva, Antirheumatika, abschwellende, auflösende, juckreiz- oder hustenstillende oder blockierende Medikamente, so genannte Blocker und Hemmer, bevorzugt. Wenn dann Nebenwirkungen auftreten, werden diese in der Regel wiederum mit entgegenwirkenden Mitteln behandelt. Hier erfolgt eine Einflussnahme von außen, auch in der Form von Ergänzungen bei Mangelzuständen und der Elimination, Exstirpation und Eradikulation (d. h. der Vermeidung bis völliger Ausrottung besonders von Erregern). Dies kann im Einzelfall für den leidenden Patienten eine große Entlastung bedeuten und ist bei entsprechend schweren Grunderkrankungen unvermeidlich. Bei vielen alltäglichen Erkrankungen muss dies aber nicht die Methode der ersten Wahl sein, hier kommt der gewünschte Trainings- und Lerneffekt, die gesunde Auseinandersetzung und die adäquate Antwort auf die allgegenwärtigen Widrigkeiten des

Alltags zu kurz. Die Kunst der Medizin wird darin bestehen, mit beiden Methoden zu jonglieren und die richtige Gewichtung zu treffen, um nicht nur Symptome oberflächlich zu vertreiben, sondern auch langfristig eine starke und stabile Gesundheit wiederherzustellen.

Die Dosierung homöopathischer Mittel

Die Auswahl der Mittel und ihrer Potenz erfolgt dem jeweiligen Krankheitszustand angepasst – in der Regel nach Rücksprache mit einem erfahrenen Therapeuten. In der Tabelle auf Seite 14 finden Sie Angaben über die ungefähre Wirkungsdauer der verschiedenen niedrigen und höheren Potenzen und damit über die Häufigkeit und Wiederholungsmöglichkeiten der einzelnen Gaben. Orientieren Sie sich bei der Verabreichung der in diesem Buch genannten Mittel an diesen Angaben. Da es sich bei der Homöopathie um eine nicht materiell, d. h. stoffgebundene, sondern um eine energetische Regulationstherapie handelt, können aber schematische Einnahmeformen nicht empfohlen werden.

Grundsätzlich gilt:
Im Prinzip kann man immer mit einer Wiederholung der Einnahme warten, bis die Wirkung des gegebenen Mittels nachlässt. !

Potenzen, Dosierungen, Antidotierungen

Homöopathische Medikamente werden als Streukügelchen (Globuli), Tropfen, Tabletten, Pulver oder Spritzen gegeben.
Eine Einzelgabe einer *D-Potenz* besteht aus ca. 5 Globuli, das entspricht 5 Tropfen, einer Tablette oder einer Messerspitze Pulver.
Bei *C-Potenzen* besteht die Einzelgabe aus 2 Globuli oder Tropfen.
Die Medikamente sollen pur oder mit einem Plastiklöffel in Leitungswasser gut verrührt (»verkleppert«) und unabhängig von Mahlzeiten und Getränken eingenommen werden, wobei man sie am besten langsam im Munde zergehen lässt.

Je höher die Potenz eines Mittels ist, desto tiefgreifender und länger ist seine Wirkung zu erwarten!

Orientierende Dosierungsvorschläge für niedrige und mittlere Potenzen
Ø = Urtinktur (= nicht potenziert): mehrmals täglich 5–10 Tropfen
D (C) 4 Potenzen: ca. 4 x 5 (2) Globuli täglich
D (C) 6 Potenzen: ca. 3 x 5 (2) Globuli täglich
D (C) 12 Potenzen: ca. 2 x 5 (2) Globuli täglich
D 30 Potenzen: ca. 1 x 5 Globuli täglich

Von *Hochpotenzen* spricht man ab einer Potenz C30 oder D200 aufwärts. Hochpotenzen werden in der Konstitutionsbehandlung und bei schweren akuten Zuständen eingesetzt und sollten wegen ihrer besonders starken Wirkung von homöopathischen Laien nur ausnahmsweise und nach Rücksprache mit einem erfahrenen Homöopathen eingesetzt werden.
In den Behandlungshinweisen dieses Buches finden Sie konkrete Hinweise, wann auch die Verwendung einer Hochpotenz C30, C200 oder C1000 sinnvoll und ohne Gefahr möglich ist.

Die Behandlung akuter Erkrankungen

Sie stützt sich jeweils auf die akut aufgetretenen Symptome, die der Kranke angibt und die am Kranken beobachtet werden. Ebenso können auch auslösende Ursachen und Begleitumstände sowie die Gemütsverfassung während der Erkrankung auf das homöopathische Mittel hinweisen.

Die Behandlung chronischer Krankheiten

Sie ist die hohe Schule der Homöopathie und erfolgt durch eine Konstitutionsbehandlung. Hier wird auf einer höheren und umfassenderen Ebene behandelt. Der Therapeut bemüht sich in einer längeren persönlichen Begegnung, durch Beobachtung, Untersuchung und informelles Gespräch ein komplettes Gesamtbild des Patienten, seiner Verfassung und Veranlagungen zu gewinnen. Daraus wird er sich ein Mittel erarbeiten, welches am besten auf möglichst sämtliche Symptome und Eigenschaften des Patienten passt. Ein solches Mittel wird als das *persönliche Konstitutionsmittel* bezeichnet. In der Praxis kann es so aussehen, dass Kinder mit der gleichen Diagnose, z. B. »Neurodermitis«, völlig unterschiedliche Konstitutionsmittel benötigen, da sich die Neurodermitiskinder in ihrem Wesen und ihren Eigenschaften sehr voneinander unterscheiden können. Die Konstitutionsbehandlung erstreckt sich bei chronischen Krankheiten über viele Jahre und muss von einem in der Behandlung chronischer Erkrankungen erfahrenen Homöopathen begleitet werden.

Wodurch können homöopathische Medikamente gestört werden?
Eine Wirkungseinschränkung homöopathischer Medikamente ist

- durch die gleichzeitige Anwendung von kampher-, menthol-, minze- und koffeinhaltigen Produkten zu erwarten. Meiden Sie also bitte entsprechende Erkältungsbalsame und Öle, Zahnpasten, Kaugummis, Hustenbonbons, Bohnenkaffee, Cola, Tees und alle starken ätherischen Öle. Bei homöopathischen Tropfen vermeiden Sie bitte den Kontakt mit Metalllöffeln!
- durch ein weiteres homöopathisches Mittel gegeben, wenn sich beide Mittel gegenseitig antidotieren. Es gibt zwischen homöopathischen Mitteln Arzneimittelbeziehungen in dem Sinne, dass sich verschiedene Mittel gut vertragen und ergänzen oder aber gegenseitig stören. Hier berät Sie Ihr Homöopath.

Die Selbstbehandlung: Wie finde ich das richtige Mittel?

Wenn Sie für Ihr Kind das auf das Beschwerdebild passende homöopathische Mittel suchen, vergleichen Sie die Beschreibungen der verschiedenen in Frage kommenden Mittel mit den Symptomen bei Ihrem Kind. Es müssen dabei mehrere, aber nicht sämtliche der angegebenen Symptome von einem Mittel vorhanden sein, damit dieses zur Behandlung in die engere Wahl kommt.

Die Mittel in den einzelnen Kapiteln sind nach der Häufigkeit aufgereiht, d.h., die Mittel, die auf den ersten Plätzen stehen, sind im Allgemeinen häufig gebrauchte oder gut bewährte Mittel. Ebenso sind die Angaben zur Potenz gut erprobte Erfahrungswerte. Hochpotenzen (d.h. C30 und darüber) sollten Sie als Laienbehandler nur dort einsetzen, wo das in diesem Buch ausdrücklich angegeben ist. Die hier aufgeführten Behandlungsvorschläge ersetzen im Zweifelsfall nicht einen Anruf bei Ihrem Homöopathen oder einen Arztbesuch. In der telefonischen Beratung zeigt sich immer wieder, dass mit wenigen gezielten Fragen der Krankheitszustand eines Kindes geklärt werden kann und rasch ein Mittel gefunden wird, das dem Kind hilft. Wird Ihr Kind konstitutionell behandelt, gelten besondere Gesetze. Nur der behandelnde Homöopath kann Ihnen sagen, ob und mit welchem Ergänzungs- oder Folgemittel Ihr Kind in einem akuten Krankheitsfall behandelt werden soll. Ich möchte in diesem Zusammenhang an Ihre Eigenverantwortung, die Sie Ihrem Kind gegenüber haben, appellieren. Homöopathie kann nur dann wirken, wenn das für den einzelnen Fall genau richtige Mittel eingesetzt wird. Das volle homöopathische Arsenal an Mitteln und Strategien geht weit über das hinaus, was in diesem Buch angesprochen werden kann. Die hier gegebenen Ratschläge sollen aber Mut machen, eigene Erfahrungen mit der Homöopathie in einfachen Situationen zu erwerben.

Krankheiten bei Babys und Neugeborenen

Schon kleine Babys können gelegentlich krank werden, und es ist besonders bedeutsam, sie »sanft« zu behandeln.
Es gibt zahlreiche homöopathische Mittel, die bei Problemen und Beschwerden in der Schwangerschaft, während der Geburt, im Wochenbett und in der Neugeborenenzeit ohne Nebenwirkungen hervorragend helfen können. Am besten fragen Sie Ihre Hebamme oder Ihren Homöopathen nach einer entsprechenden Behandlung.
In diesem Kapitel werden Situationen besprochen, in denen auch Sie als Eltern ohne Risiko Ihr Neugeborenes homöopathisch mitbehandeln können, wenn erforderlich, auch begleitend zu anderen Therapien.

Blähungskoliken, Durchfall

Häufig treten im ersten Lebenshalbjahr sowohl bei gestillten als auch bei zugefütterten oder mit Milchnahrung ernährten Säuglingen Fragen und Probleme rund um das Thema Ernährung auf. Sie reichen von Trinkverweigerung über Spucken und Erbrechen, Unverträglichkeiten, Blähungskoliken bis zu Durchfällen und Darmverstopfung. Zur Behandlung von Durchfall bei nicht gestillten Babys orientieren Sie sich bitte an den Empfehlungen beim Krankheitsbild »Übelkeit, Erbrechen, Durchfall« S. 99ff.

Wann ist das gesunde Gedeihen gefährdet?

- Maßstab für das Gedeihen ist die Gewichtszunahme des Babys, die in den ersten drei Monaten bei 150 bis 200 Gramm pro Woche liegen sollte. Dabei kann es sein, dass das Baby unregelmäßig zunimmt, d.h. in der einen Woche mal mehr, in einer anderen Woche mal weniger. Beurteilen Sie daher eher die Gewichtsbilanz von zwei bis drei Wochen.
- Ihr Baby sollte gern trinken, wenn es Hunger hat. Seinen Hunger signalisiert es zuerst durch Suchen nach der Brust, dann durch Schreien. Verweigert Ihr Kind Brust oder Flasche oder spuckt immer wieder größere Trinkmengen, liegt eine Störung vor, die das Gedeihen gefährden kann.
- Ihr Baby sollte nach dem Trinken einen zufriedenen und gesättigten Eindruck machen. Häufiges Schreien deutet meist auf Blähungsschmerzen hin.

! Haben Sie den Verdacht, dass Ihr Kind sich die meiste Zeit nicht wohl in seiner Haut fühlt oder nicht richtig gedeiht, sollten Sie, bevor Sie eine Selbstbehandlung versuchen, die Situation mit Ihrem Kinderarzt besprechen, um eine ernstere Störung auszuschließen.

Drei-Monats- oder Blähungskoliken

Nicht wenige Babys bekommen am Anfang des ersten Lebensjahres Probleme mit der Nahrungsverarbeitung und reagieren mit Unruhe, Schmerzen und Schreien. Wegen einer gewissen zeitlichen Häufung des Auftretens spricht man auch von »Drei-Monats-Koliken«, die die Eltern oft sehr ratlos machen. Wenn die Koliken bestehen bleiben, obwohl die Mutter auf einen ruhigen Tagesablauf achtet, Reizüberflutung vermeidet, sich bewusst ernährt und auf blähende Nahrungsmittel verzichtet, und einfache Maßnahmen, wie Blähungs- und Beruhigungstees, nicht helfen, ist eine konstitutionelle Komponente als Ursache anzunehmen. In diesem Fall ist es nicht ganz einfach, das optimale homöopathische Mittel herauszufinden. Dazu wird am besten ein Homöopath aufgesucht, der viel Erfahrung in der Behandlung von Babys hat. Aus diesem Grund werden im Folgenden nur kurze Hinweise auf mögliche Mittel gegeben, die Sie entsprechend dem angeführten Beschwerdebild versuchen können.

Blähende Nahrungsmittel bitte meiden!
Wichtig für die stillende Mutter und später auch für das zu Blähungen neigende Kind ist die Vermeidung blähender Speisen.

Zu den blähenden Nahrungsmitteln gehören: Kohlensäure, Sekt, Bier, Federweißer, Koffein, frisches Obst, besonders Birnen und Rhabarber, Hülsenfrüchte, Kohl, Paprika, Zwiebeln, Knoblauch, Spargel, Schwarzwurzeln, Pilze, frisches Brot, Pumpernickel, Eier und Eiprodukte, Eiernudeln, Mayonnaise.

Blähungshemmende Nahrungsmittel sind: Kümmel, Kümmelöl, Schwarzkümmel- und Fencheltee, Anistee, Heidelbeeren und Preiselbeeren und ihr Saft oder Kompott, Joghurt.

Auch Akupressur hilft: Kenner der Akupunktur können die Punkte M25 und MP6 zur Linderung der Beschwerden drücken.

Wenn Babys an Koliken leiden, haben sich in vielen Fällen folgende Mittel bewährt:

Magnesium carbonicum (Magnesiumkarbonat) ab D6.
Dosierung: vor dem Stillen je 5 Globuli für Mutter und Kind.
Dieses Mittel ist bei Brustkindern angezeigt, wenn Ihr Baby die Brust oder die Muttermilch verweigert und unter einem aufgeblähten Bauch mit Glucksen, Gurgeln und Koliken leidet. Der Abgang der Winde bessert die Beschwerden. Die Milch erzeugt Durchfall oder wird unverdaut mit dem Stuhl wieder ausgeschieden. Von Ihrem Baby geht ein säuerlicher Geruch aus.

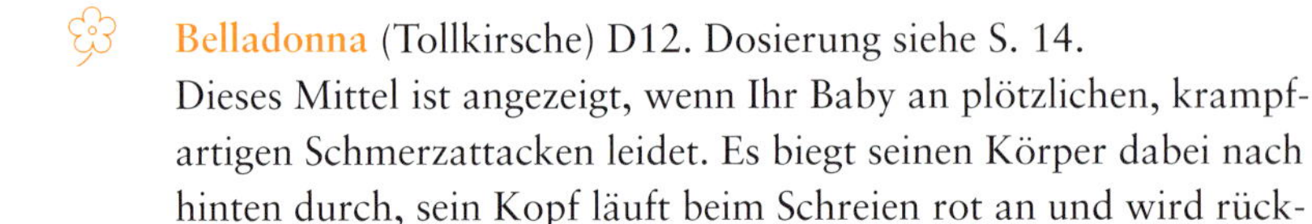

Belladonna (Tollkirsche) D12. Dosierung siehe S. 14.
Dieses Mittel ist angezeigt, wenn Ihr Baby an plötzlichen, krampfartigen Schmerzattacken leidet. Es biegt seinen Körper dabei nach hinten durch, sein Kopf läuft beim Schreien rot an und wird rückwärts ins Kissen gedrückt. Der Schmerz geht rasch wieder vorbei.

Chamomilla (Kamille) D12. Dosierung siehe S. 14.
Für sehr reizbare Babys mit wuterfülltem, ungeduldigem Schreien ist dieses Mittel gut geeignet. Ihr Baby krümmt und windet sich in alle Richtungen. Erst wenn es auf dem Arm getragen wird, kommt es wieder zu Ruhe.

Colocynthis (Koloquinte) D12. Dosierung siehe S. 14.
Bei plötzlich einschießenden Koliken ist Colocynthis das richtige Mittel. Auffällig ist dabei, dass sich Ihr Baby zusammenkrümmt, da die Schmerzen in dieser Stellung erträglicher sind. Auch wenn Sie ihr Baby bäuchlings über das Knie legen, kann ihm das Erleichterung verschaffen.

Carbo vegetabilis (Holzkohle) D12. Dosierung siehe S. 14.
Wenn Ihr Baby dieses Mittel braucht, muss es ihm schon ziemlich schlecht gehen. Das Mittel hilft mageren, geschwächten, kalt schwitzenden Babys mit blassem, schlechtem Aussehen. Typisch ist häufiges Aufstoßen mit sehr lauten Geräuschen im geblähten Bauch.

Lycopodium clavatum (Bärlapp) D12. Dosierung siehe S. 14.
Lycopodium ist geeignet für oft angespannte Babys, die kritisch und mit gerunzelter Stirne in die Welt schauen. Die Blähungen gehen oft mit Verstopfungsneigung einher. Der aufgetriebene Bauch entspannt sich, wenn die Winde abgegangen sind. Ihr Baby wirkt energisch und eigensinnig. Sein Schreien hat seinen Höhepunkt von fünf Uhr nachmittags bis in den Abend. Lycopodium gehört zu den häufigsten Mitteln, die Säuglingen gegen Koliken gegeben werden.

Magnesium phosphoricum (Magnesiumphosphat) D12, die »heiße 7«, d.h. die Nr. 7 in der Reihe der Schüssler-Salze ist. Dosierung siehe S. 14.

Übersäuerung, auch in Magen und Darm, ist das Grundthema dieses Mittels. Alles an Ihrem Baby riecht irgendwie sauer. Es kommt zu bitterem Aufstoßen und saurem Erbrechen. Der Stuhlgang riecht ebenfalls sauer und ist grünlich, wässrig bis schaumig wie ein Froschteich. Kneifende, schneidende Bauchkoliken mit Kollern gehen dem Durchfall voraus. Die Milch wird unverdaut mit dem Stuhl wieder ausgeschieden, bei Brustkindern kann sogar eine Unverträglichkeit auf Muttermilch bestehen.

Mandragora (Alraune) D6, D12. Dosierung siehe S. 14.
Bei schmerzhaften Blähungen, die schon in den frühesten Morgenstunden auftreten, ist dieses Mittel angezeigt. Eine Besserung erfolgt durch Rückwärtsstrecken, in frischer Luft und durch Essen.

Geburtsgeschwulst

Manches Baby macht nach der Geburt einen etwas »gequetschten« Eindruck, weil sein Kopf verschoben oder verformt wirkt. In diesem Fall ist es durch den Druck des Muttermunds oder auch einer Saugglocke während der Geburt zu einer blutgefüllten Weichteilschwellung am Köpfchen des Neugeborenen gekommen (Kephalhämatom). Diese Verformung kann beängstigend aussehen, ist aber meist nicht weiter schlimm. Folgende Mittel können die Abheilung gut unterstützen:

Arnica montana (Bergwohlverleih) D30 oder C30.
Dosierung siehe S. 14, meist reicht eine Gabe.

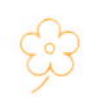

Calcium fluoratum (Kalziumfluorid, Flussspat) D12 oder D30.
Dosierung: einige Tage lang (siehe S. 14).
Oder C30. Dosierung: 2 Globuli, einmalig eine Gabe.

Milchschorf

Manche Babys haben von Geburt an oder wenig später auffallende Schuppen und Krusten verschiedener Stärke und Ausdehnung auf der Kopfhaut, welche auch nässen können. Dieser so genannte Milchschorf hat nicht zwangsläufig mit der Milch zu tun, wie der Name vermuten ließe, sondern gilt als Frühzeichen einer Neurodermitis (siehe S. 88ff.). Wie diese ist er eine konstitutionelle Erkrankung und muss auch als solche vom erfahrenen Homöopathen behandelt werden, wenn er, wie häufig, nicht spontan verschwindet, oder wenn er sehr stark ausgeprägt sein sollte. Eine lokal ausgerichtete Behandlung sollte nach Möglichkeit vermieden werden.

Nabelentzündung

Der Nabelstumpf heilt normalerweise nach der Abnabelung problemlos ab. Gelegentlich kann sich die kleine Wunde aber entzünden und beginnt dann zu nässen oder zu wuchern. Versuchen Sie in diesem Fall folgende Mittel:

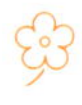

Calcium carbonicum (Austernschalenkalk), Argentum nitricum (Silbernitrat) oder Mercurius solubilis (Quecksilber) jeweils D12. Dosierung: 2 x 5 Globuli.

Wenn diese Mittel innerhalb von drei Tagen die Entzündung nicht bessern, setzen Sie sich bitte mit Ihrem Homöopathen in Verbindung, um die Anwendung von Breitbandantibiotika möglichst zu vermeiden.

Die richtige Nabelpflege

Der abgeklammerte Nabelschnurrest sollte immer außerhalb der Windel zu liegen kommen. Im Verlauf der ersten Lebenswoche trocknet er ein und fällt dann ab. Eine kurze Blutung ist meist harmlos und hört bei vorsichtigem Abdrücken schnell auf. Der restliche Nabelstumpf zieht sich dann nach innen und verheilt rasch. Dann erst sollte das Neugeborene gebadet werden, sofern keine Anzeichen für eine Nabelinfektion zu erkennen sind, wie eine Rötung oder Schwellung in der Umgebung des Nabels, das Nässen oder Schmieren eines gelblichen, übel riechenden Eiters. Der entzündete Nabelrest wird am wirksamsten trocken mit sterilen Kompressen und Puder (z. B. Wecesin®, Weleda) behandelt.

Neugeborenen-Gelbsucht

Ab dem zweiten bis dritten Lebenstag kann es durch eine noch vorhandene Unreife der Leber oder durch eine Blutgruppenunverträglichkeit zwischen Mutter und Kind zu einem Anstieg des gelben Gallenfarbstoffs Bilirubin im Blut und Gewebe kommen. Das Weiße des Auges und je nach Schweregrad auch die gesamte Haut färben sich gelb oder gelb-orange (Ikterus). Übersteigt der Wert die zulässige Obergrenze oder dauert der Zustand länger als acht Tage an, kann zur Vermeidung von Hirnschäden eine Behandlung mit Infusionen und Lichtbestrahlung (Phototherapie) notwendig werden. Hierbei lässt sich der Leber-Galle-Stoffwechsel mit folgendem Mittel gut unterstützen:

Carduus marianus (Mariendistel) D2 bis D3. Dosierung: mehrmals täglich 5 Globuli.

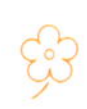

Den Einsatz weiterer Lebermittel sprechen Sie bitte mit Ihrem Homöopathen ab. Ob die Neugeborenen-Gelbsucht schulmedizinisch behandelt werden muss, um Schaden von Ihrem Kind abzuwenden, entscheidet der Kinderarzt anhand der Höhe des Bilirubins. Die Messung der Bilirubinwerte kann bei Bedarf unblutig durch die Haut erfolgen. Neugeborene mit Gelbsucht sind oft etwas schläfrig und trinkfaul. Achten Sie besonders darauf, dass Ihr Baby während der Zeit der Gelbsucht ausreichend und lieber etwas häufiger und mehr zu trinken bekommt.

Schnupfen, Schniefen

Schon kleine Babys können an Schnupfen leiden und sind dabei häufig sehr in ihrem Befinden beeinträchtigt. Der Schnupfen zeigt sich bei Babys oft als früheste Form einer Erkältung. Dabei lassen sich hauptsächlich zwei Schnupfenformen unterscheiden: der Fließschnupfen mit eher laufender Nase und der Stockschnupfen mit eher verstopfter Nase (siehe »Schnupfen«, S. 46ff., und »Heuschnupfen«, S. 34ff.).

Eine spezielle Variante des Säuglingsschnupfens stellt das so genannte *Schniefen der Säuglinge* dar. Ursache des Schniefens ist eine völlig zugeschwollene, verstopfte, trockene Nase ohne irgendeine Nasenabsonderung oder sonstige Anzeichen für eine Erkältung. Dadurch ist besonders die Ausatmung sowie das Saugen oder Trinken gestört. Im schlimmsten Fall wacht Ihr Baby nachts plötzlich erschrocken auf, weil es kaum mehr Luft bekommt. Das Hauptmittel für dieses Problem ist:

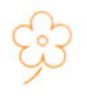

Sambucus nigra (Schwarzer Holunder) D4, 6, 12.
Dosierung siehe S. 14.

Spucken und Erbrechen

Das Spucken von kleineren Nahrungsmengen kommt bei Säuglingen häufig vor. Es beunruhigt zwar die Eltern, ist aber meistens harmlos. Warten Sie nach dem Füttern, zu dem Sie sich bitte immer ausreichend Zeit und Ruhe nehmen sollten, bis Ihr Baby richtig aufgestoßen hat. Spuckt oder erbricht Ihr Baby aber noch nach dem Aufstoßen oder gleich nach jedem Füttern größere Mengen Milch im Schwall und nimmt über einen Zeitraum von zwei Wochen nicht an Gewicht zu, sollten Sie sich unbedingt an den Kinderarzt wenden (siehe auch »Wann ist das gesunde Gedeihen gefährdet?«, S. 18). Das Gleiche gilt, wenn Ihr Baby beim Spucken vor Schmerzen schreit. In diesem Fall müssen verschiedene Funktionsstörungen, z.B. ein Magenpförtnerkrampf (Pylorospasmus) oder Flüssigkeitsrückfluss (gastroösophagealer Reflux), abgeklärt werden, bevor eine Behandlung fachmännisch durchgeführt werden kann. Liegt aber kein schwerwiegendes Problem zugrunde, können die Eltern folgendes Mittel probieren:

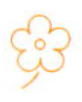

Aethusa cynapium (Hundspetersilie) D4 bis D12.
Dosierung: 5 Globuli vor jeder Mahlzeit für Mutter und Kind. Typisch für dieses Mittel sind folgende Beobachtungen: Ihr Baby spuckt die Milch direkt nach dem Füttern in Form von geronnenen, unverdauten Klümpchen wieder aus. Es wirkt erschöpft, verlangt aber sofort danach, erneut zu trinken und kann dann erneut spucken. Hält der Zustand länger an, stellen sich bald Gedeihstörungen ein.

Aethusa cynapium gehört neben Nux vomica, Phosphorus und Bryonia auch zu den Mitteln, mit denen ein Magenpförtnerkrampf von einem erfahrenen Kinderhomöopathen oft mit Erfolg behandelt werden kann, um nach Möglichkeit eine Operation zu vermeiden.

Hinweis: Erbricht Ihr Kind, das nicht mehr gestillt oder mit der Flasche ernährt wird, orientieren Sie sich bitte unter »Übelkeit, Erbrechen, Durchfall«, siehe S. 99ff.

Soor siehe »Windelausschläge und Soor«, S. 26f.

Tränenkanalstenose

Bei Neugeborenen und Babys in den ersten Monaten ist der Tränenkanal noch sehr eng, und es kann zu einer Verstopfung des Tränenkanals kommen. Das Auge schwimmt dann wie in einem Tränensee, die Tränengänge entzünden sich. Anstelle einer Salbe mit Breitbandantibiotikum und noch vor der Sondierung des Tränenkanals durch den Augenarzt als letzte Maßnahme gibt es eine Reihe von wirksamen homöopathischen Mitteln für diesen Fall. Die zwei wichtigsten, die auch Eltern anwenden können, sind die folgenden:

Pulsatilla pratensis (Wiesenküchenschelle) ab D6.
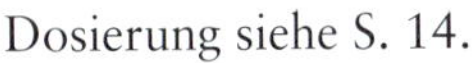
Dosierung siehe S. 14.
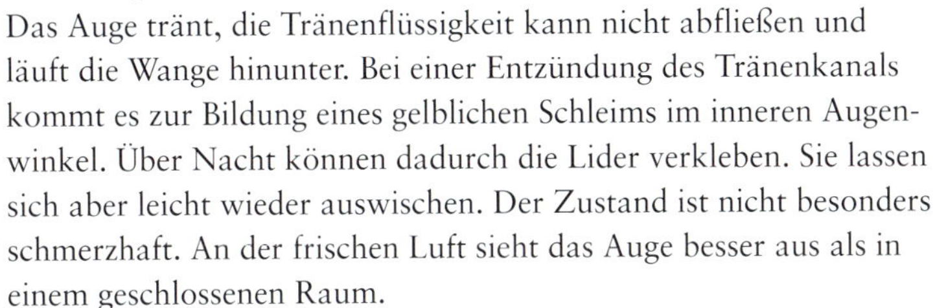
Das Auge tränt, die Tränenflüssigkeit kann nicht abfließen und läuft die Wange hinunter. Bei einer Entzündung des Tränenkanals kommt es zur Bildung eines gelblichen Schleims im inneren Augenwinkel. Über Nacht können dadurch die Lider verkleben. Sie lassen sich aber leicht wieder auswischen. Der Zustand ist nicht besonders schmerzhaft. An der frischen Luft sieht das Auge besser aus als in einem geschlossenen Raum.

Silicea (Kieselsäure) D6, D12. Dosierung siehe S. 14.
Dieses Mittel ist angezeigt, wenn das Beschwerdebild hartnäckig und weiter fortgeschritten ist. Es besteht eine stärkere Entzündungs-

neigung und eine Schwellung an der Tränendrüse mit Schmerzen und beginnender Eiterung. Silicea ist oft bei einer Tränenkanalverengung von Neugeborenen das passende Mittel.

Windelausschläge und Soor

Viele Babys leiden immer wieder an einem wunden Po, in manchen Fällen entwickelt sich daraus auch ein Windelsoor, d.h. eine Infektion mit Hefepilzen. Diese so genannte Soor-Infektion wird durch den Pilz Candida albicans verursacht, der praktisch bei jedem Menschen als harmloser Darmbewohner vorhanden ist. Bei Neugeborenen und jungen Säuglingen ist die natürliche Regulation dieses Hefepilzes oft noch nicht perfekt, und Candida wuchert bis in die Mundhöhle und auf den durch Windelnässe strapazierten Babypopo. Mundsoor oder Windelsoor ist für Ihr Baby zwar ungefährlich, aber ziemlich unangenehm.

Wie können die Eltern Babys wunden Po behandeln?

- Benutzen Sie vorübergehend Baumwollwindeln statt »Wegwerf-Windeln«, weil diese die Feuchtigkeit besser nach außen ableiten können. Geschlossene Plastikwindeln bilden immer eine »feuchte Kammer«. Stoffwindeln und die andere Babykleidung kommen dann in die Kochwäsche.
- Wickeln Sie Ihr Baby häufiger, spätestens, sobald Sie spüren, dass es feucht ist.
- Noch besser: Lassen Sie das Baby in warmer Umgebung ganz ohne Windel, damit Luft an den Po kommt.
- Kochen Sie Sauger und Schnuller aus und lassen Sie wegen der Übertragungsgefahr niemand anders daran lecken.
- Geeignete, nicht unterdrückende Wundcremes sind Calendula-Babycreme und Aloe Vera-Wundschutzcreme.

Unterdrückende Salben mit Zink oder pilztötenden Mitteln sollten auf jeden Fall vermieden werden, weil dies der homöopathisch angeregten Selbstregulation entgegensteht. Eine Neigung zu auffällig häufigem, starkem und hartnäckigem Wundsein im Windelbereich ist in der Regel konstitutionell bedingt und muss entsprechend grundlegend behandelt werden. Wenden Sie sich diesbezüglich bitte an Ihren Homöopathen.

Folgendes Mittel können Eltern bei gelegentlich auftretendem »normalen« Wundsein über einen Zeitraum von zehn Tagen unbedenklich zunächst versuchen:

Sulphur (Schwefel) D12. Dosierung siehe S. 14.
Typisch für dieses Mittel ist, dass die Rötungen um den After herum besonders ausgeprägt sind.

Siehe auch Mundsoor, S. 71f., Probleme bei Jungen, Soorbalanitis, S. 60f.

Zahnungsprobleme

Wie später alle großen Entwicklungsschritte erfolgt der Durchbruch der Zähne nicht immer ohne Probleme, meistens sind diese jedoch auf wenige Nächte beschränkt. Auch sonst völlig problemlose Kinder können dann unruhig und unleidlich werden. Dort, wo der Zahn durchbricht, ist das Zahnfleisch geschwollen, gerötet und empfindlich. Die Kinder können sabbern oder haben einen Beißdrang. Geben Sie Ihrem Kind einen Beißring oder Veilchenwurzel aus der Apotheke. Durchfall (siehe »Übelkeit, Erbrechen, Durchfall«, S. 99ff.) oder Fieber (siehe »Fieberhafte Infekte«, S. 79ff.) sind keine seltenen Begleiterscheinungen. Wenn wirklich einmal eine homöopathische Behandlung notwendig werden sollte, ist das passende Mittel für Laien nicht immer leicht zu finden, weil die Symptomatik bei allen Mitteln sehr ähnlich ist. Wenn Sie mit den unten angegebenen Mitteln nicht zurechtkommen, stellen Sie Ihr Baby dem Homöopathen vor.

Belladonna (Tollkirsche) D12. Dosierung siehe S. 14.
Wenn der neue Zahn kurz vor dem Durchbruch steht und die Zahnleiste dort rot und dick geschwollen ist, ist dieses Mittel passend.

Mittel bei schwieriger Zahnung, schlechter Laune und Zahnungsdurchfall

Chamomilla (Kamille) D12, siehe »Übelkeit, Erbrechen, Durchfall«, S. 99ff. Dieses Mittel wirkt nur richtig, wenn Ihr Kind sich so verhält wie dort beschrieben.

Kreosotum (Buchenholzkohlenteer) D12. Dosierung siehe S. 14. Das Kind verhält sich ähnlich wie bei Chamomilla. Auffallend sind hier zusätzlich der wundmachende Speichel und der durch scharfen Urin und Stuhl wunde Po. Schon die durchbrechenden Zähnchen können durch Karies schwärzlich verfärbt sein. Zahnfleischentzündung mit fauligem Mundgeruch ist ebenfalls möglich.

Rheum (Rhabarber) D12. Dosierung siehe S. 14.
Bei diesem Mittel ist das Kind ebenso unleidlich und »boshaft« wie bei den zuvor beschriebenen Mitteln. Auffallend ist jedoch der saure Geruch aller Ausscheidungen.

Podophyllum (Maiapfel) D12. Dosierung siehe S. 14.
Dieses Mittel ist passend für reizbare und genervte Kinder mit dem in »Übelkeit, Erbrechen, Durchfall« (siehe S. 99ff.) beschriebenen Durchfallbild. Am erträglichsten ist es für das Kind, wenn es bäuchlings über die Schulter oder über das Knie gelegt wird.

Krankheiten bei Kindern

Vor allem in den ersten fünf Lebensjahren ihres Kindes haben viele Eltern den Eindruck, es sei »ständig« krank, weil es Zeiten gibt, in denen Schnupfen auf Schnupfen und dann wieder Husten oder Fieber folgen. Manche befürchten schon eine Abwehrschwäche. Doch seien Sie beruhigt: 10 bis 12 Infekte im Jahr sind in diesem Alter durchaus normal, wird das Immunsystem doch mit lauter unbekannten Erregern konfrontiert und muss erst trainiert werden. Eine homöopathische Behandlung der Beschwerden ist in vielen Fällen möglich und unterstützt das eigene Abwehrsystem Ihres Kindes.

In diesem Teil des Buches werden Krankheiten beschrieben, bei denen Sie bei Ihrem Kind schon ab dem Säuglingsalter in vielen Fällen erfolgreich eine Selbstbehandlung durchführen können.

Allergien

Allergien nehmen seit einigen Jahrzehnten rasant zu und mit ihnen besonders die Anzahl der jungen und jüngsten Allergiker. Welches die Ursachen für diese Entwicklung sind, steht nicht mit Sicherheit fest, einer der wichtigen Gründe dafür dürfte die zunehmende Industrialisierung und Verstädterung des Umfeldes sein, in dem die Kinder heute aufwachsen. Dem kindlichen Immunsystem wird durch diese Veränderung immer mehr die Möglichkeit genommen, eine normale Erkennung von natürlichen Eiweißstoffen aus der Umgebung zu trainieren. Das Ergebnis sind krankhafte Überreaktionen in Form von Nahrungsmittelallergien, Neurodermitis, Heuschnupfen und Asthma. Die wirksamste Prophylaxe gegen das Auftreten von Allergien ist ausschließliches Stillen ohne andere Beifütterung in den ersten vier Monaten und eine Umgebung, in der keine übertriebene Hygiene herrscht, die aber frei ist von Schimmelpilzwachstum, von Emissionen des Straßenverkehrs und in der nicht geraucht wird.

Allergien sind schulmedizinisch nicht völlig heilbar. In der Regel werden als Mittel der ersten Wahl antiallergische, das bedeutet, die Allergie unterdrückende Medikamente, eingesetzt, die selber nicht frei von Nebenwirkungen sind. Eine Hyposensibilisierung ist erst nach drei Jahren abgeschlossen. Aus eigener 15-jähriger Erfahrung mit dieser Methode beurteile ich sie aber in den Ergebnissen als der homöopathischen Konstitutionsbehandlung unterlegen. Diese vermag sehr gut einen Ausgleich der fehlgeleiteten überschießenden Allergiereaktion und im besten Fall eine weitgehende Beschwerdefreiheit auch bei bestehendem Allergenkontakt zu vermitteln. Für die kurzfristige Behandlung akut auftretender Beschwerden sind in den einzelnen Kapiteln erprobte Akutmittel genannt.

Allergien am Auge

Allergische Reaktionen am Auge treten am häufigsten in Begleitung eines Heuschnupfens (siehe S. 34ff.) auf. Hierfür finden Sie im Folgenden einige bewährte Mittel. Achten Sie dabei besonders auf Tränenfluss, Juckreiz und Schwellungen und die Umstände, unter denen die Symptome besser oder schlimmer werden.

Allium cepa (Küchenzwiebel) D6, D12. Dosierung siehe S. 14.
Bei Fließschnupfen mit eventuell wundmachendem Nasenfluss hat sich dieses Mittel bewährt. Die Tränenflüssigkeit ist eher mild. Im Freien sind die Symptome besser, im geschlossenen Zimmer eher schlimmer. Typisch ist häufiges Niesen, z. B. bei Eintritt in ein warmes Zimmer. Ein begleitender Husten ist möglich.

Euphrasia (Augentrost) D6, D12 als Globuli.
Dosierung siehe S. 14.
Typisch für die Anwendung dieses Mittels ist Fließschnupfen mit brennendem Tränenfluss; die Augen schwimmen, jucken und sind gerötet. Es besteht eine Lichtempfindlichkeit mit Blinzeln gegen Lichtquellen. Das Nasensekret ist milde. Im Freien und bei Wind werden die Beschwerden schlimmer, im warmen Zimmer besser, also umgekehrt wie bei Allium cepa.

Arsenicum album (Weißes Arsenik) D6, D12.
Dosierung siehe S. 14.
Ihr Kind leidet an einem unangenehmen, wundmachenden Fließschnupfen, vor allem wenn es draußen ist. Die Nase und die Augen brennen. Unter der Nase wird die Haut wund. Ihr Kind ist unruhig und besorgt. Typisch ist eine Verschlimmerung nach Mitternacht. Kälte und Feuchtigkeit werden nicht toleriert, während Wärme sehr gut tut.

Pulsatilla pratensis (Wiesenküchenschelle) ab D6, D12.
Dosierung siehe S. 14.
Die Augen tränen schnell. Trotz der Heuschnupfenzeit fühlt sich Ihr Kind aber draußen an der frischen Luft besser. Oft tritt ein (grün)-gelber, dicklicher Nasenschleim auf; abends ist die Nase unangenehm verstopft.

Ranunculus bulbosus (Knolliger Hahnenfuß) ab D6, D12.
Dosierung siehe S. 14.
Ihr Kind klagt über Jucken und Brennen an Nase, Hals und Augen. Es leidet an Tränenfluss, Lichtempfindlichkeit, und das Sehen ist wie durch Rauch oder Nebel getrübt. Ein wässriger Nasenschleim fließt

in Strömen. Es treten typischerweise Schmerzen an der Nasenwurzel und Stirn auf. Der Rachen kann beim Einatmen wund sein, ein Reizhusten ist möglich. In kalter Luft und draußen fröstelt Ihr Kind, und die Beschwerden verschlimmern sich, ebenso bei Wetterwechsel, am frühen Morgen und abends. Ranunculus ist auch ein wichtiges Mittel bei Herpes zoster sowie bei Gürtelrose mit Schmerzen zwischen den Rippen, siehe »Herpesförmige Hautausschläge«, S. 90f.

Apis mellifica (Bienengift) D12. Dosierung: 5 Globuli.
Bei sehr starker Schwellung C200. Dosierung: 2 Globuli, gegebenenfalls wiederholt.
Durch eine Pollen- oder Lebensmittelallergie oder durch einen Insektenstich in der Nähe des Auges kann es zu einer massiven, akuten Wassereinlagerung (Ödem) der Lider und zugleich zu einer grotesken, ringförmigen, wallartigen Schwellung der Bindehaut um die Hornhaut herum (Chemosis) kommen. Apis ist hier das Hauptmittel und wirkt in einer Hochpotenz C200 gegeben hervorragend.

Allergischer Schock siehe S. 118

Asthma

Asthma ist heute die häufigste chronische Kinderkrankheit. Schon bei über zwölf Prozent der Kinder von sechs bis sieben Jahren und bei über 17 Prozent der Jugendlichen von 13 bis 14 Jahren können Asthmasymptome beobachtet werden. Asthma kann das Kind schon im frühen Alter einerseits durch eine erbliche Veranlagung zur Allergie, z.B. auf Nahrungsmittel (siehe S. 37f.), Hausstaubmilbenkot, Blütenpollen (siehe »Heuschnupfen«, S. 34ff.), Schimmelpilzsporen oder Tierhaare bekommen. Bei Asthma kommt es durch eine Überreaktion auf verschiedene Reize zu einer Verengung der Bronchien bis in ihre feinsten Verästelungen hinein, was eine Erschwerung des Ausatmens zur Folge hat. Beim Kind ist ein deutliches Pfeifen und Giemen bei der Ausatmung zu hören. Bei Babys im ersten Lebensjahr kann dieses Phänomen allein schon durch zu viel Schleim in den noch relativ engen Bronchialgängen zustande kommen, ohne dass sich diese zusammenziehen. In diesem Fall spricht man von *asthmoider oder spastischer Bronchitis*.

Das Asthma bei älteren Kindern ist ein komplexes Geschehen und macht sich vor allem bei körperlicher oder seelischer Belastung, im Verlauf von Infekten oder nach Kontakt mit Allergiereizen bemerkbar. Es ist eine chronische Erkrankung und lässt sich hervorragend homöopathisch-konstitutionell behandeln. Unter laufender Beobachtung der Lungenfunktion während der homöopathischen Behandlung kann in der Regel bei Kindern rasch eine Unabhängigkeit von allopathischen Dauermedikamenten erzielt werden.

Im Folgenden finden Sie zu Ihrer grundsätzlichen Information eine kleine Auswahl an Akut- und Notmitteln; dabei muss aber ausdrücklich darauf hingewiesen werden, dass damit keine Dauerbehandlung vorgenommen werden sollte und jede Asthmabehandlung prinzipiell in die Hände eines Fachmannes gehört.

Aconitum (Sturmhut) D6 bis D30. Dosierung siehe S. 14.
Gut geeignet ist auch C30 oder C200, immer als einmalige Gabe, wenn der Asthmaanfall plötzlich und überraschend ohne große Vorbeschwerden einsetzt. Die Atemnot versetzt Ihr Kind in Angst und Panik.

Ipecacuanha (Brechwurzel) ab D4. Dosierung siehe S. 14.
Typisch ist ein grob rasselnder Husten mit zähem Schleim. Ihr Kind versucht mit allen Mitteln, den Schleim auszuhusten, was bis zu Würgen oder Erbrechen führen kann. Ipecacuanha lindert einen allzu starken Würgereiz und ermöglicht ein leichteres Abhusten. Ausreichendes Trinken fördert dabei die Verdünnung des zähen Schleims.

Tartarus emeticus (Tartarus stibiatus, Antimonum tartaricum, Brechweinstein) ab D4. Dosierung siehe S. 14.
Nach Ipecacuanha ist Tartarus der nächst stärkere homöopathische Schleimlöser für noch zäheren Schleim und feineres Rasseln. Ihrem Kind fehlt dabei meist die richtige Hustenkraft, und es gerät dadurch leicht in Atemnot. Zu einer nächtlichen Krise kann es gegen 3 Uhr morgens kommen. Tartarus ist oft angezeigt bei verschleimtem Husten mit spastisch-asthmatischer Komponente in allen Stadien.

Drosera rotunda (Sonnentau) ab D6. Dosierung siehe S. 14.
Auffallend sind die unangenehmen, schnellen nächtlichen Hustenstöße hauptsächlich in der Zeit von Mitternacht bis 1 Uhr mit Erbrechen von Schleim und Nahrung. Ihr Kind klagt über Schmerzen beim Husten, ähnlich wie bei Bryonia. Niederlegen und weitere Nahrungsaufnahme verschlechtern den Zustand.

Arsenicum album (Weißes Arsenik) D12. Dosierung siehe S. 14.
Der trockene Husten hat seinen Schwerpunkt nach Mitternacht, um 1 bis 2 oder 3 Uhr. Ihr Kind friert, es hat ein Verlangen nach Wärme, wodurch sich die Beschwerden bessern. Ihr Kind ist auch geschwächt, übertrieben ängstlich, unruhig und will nicht allein sein. Möglicherweise kommt es zu Ihnen ins Bett und will dort den Rest der Nacht weiterschlafen. Manche Kinder möchten in kleinen Schlucken etwas trinken.

Kalium carbonicum (Kaliumkarbonat) D12.
Dosierung siehe S. 14.
Die kritische Zeit für die Anwendung der Kaliumsalze liegt zwischen 2 und 4 Uhr nachts. Es besteht dabei ein angestrengter trockener Reizhusten, wobei auch kleine Schleimklümpchen ausgehustet werden können. Durch den Hustendruck können sich Wassersäckchen über den Oberlidern bilden.

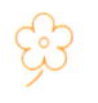

Natrium sulphuricum (Natriumsulfat, Glaubersalz) D12.
Dosierung siehe S. 14.
Das Asthma tritt als Reaktion auf eine feuchte Umgebung, auch Nebel und Regenwetter, auf. Es ist ebenfalls feucht-rasselnd, wobei ein grünlicher Auswurf abgehustet werden kann. Die kritischste Zeit liegt morgens zwischen 4 und 5 Uhr.

Heuschnupfen

Heuschnupfen, eine Allergie auf bestimmte Blütenpollen, nimmt bei Kindern bis ins jüngste Alter rasant zu. Die herkömmliche schulmedizinische Behandlung erfolgt, von der schwierigen Hyposensibilisierung einmal abgesehen, rein unterdrückend. Wie jede andere chronische Allergie sollte das daran leidende Kind möglichst bald einer homöopathischen Konstitutionsbehandlung zugeführt werden. Für den Akutfall kann jedes im Kapitel über Schnupfen (siehe S. 46ff.) genannte Mittel auch für den Heuschnupfen in Frage kommen, wenn die Symptome mit der Beschreibung übereinstimmen. In der Praxis häufig gebraucht sind Euphrasia, Allium cepa und Nux vomica. Wenn Ihr Kind in der Pollenflugzeit auch mit Atemnot reagiert, spricht man vom *Heuasthma.* Auch dieses lässt sich hervorragend homöopathisch behandeln, allerdings nur durch einen professionell ausgebildeten Therapeuten.

Universalmittel für allergischen Schnupfen
Galphimia glauca (ein mittelamerikanischer Strauch) D4 bis D12 (Dosierung siehe S. 14) hat sich bei vielen Patienten unabhängig von ihrer Symptomatik als hilfreiches Mittel bewährt.

Spezielle Mittel für Heuschnupfen mit ausgeprägtem Juckreiz

Nicht selten juckt es beim Heuschnupfen heftig an verschiedenen Stellen des Gesichts. Die genaue Lokalisation des Juckreizes kann hierbei helfen, das spezielle Mittel zu finden:

Allium cepa (Küchenzwiebel) D6, D12. Dosierung siehe S. 14.
Der Heuschnupfen geht einher mit Fließschnupfen, siehe S. 46ff.
Ein leichter Juckreiz in der Nase ist möglich.

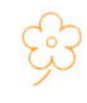

Euphrasia (Augentrost) D6, D12. Dosierung siehe S. 14.
Der Juckreiz besteht in den Augenwinkeln und Lidern.

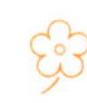

Sabadilla (mexikanische Lilie, Läusesamen) D6, D12.
Dosierung siehe S. 14.
Ein Juckreiz tritt an *Nase* und *Gaumen* auf, aber auch Reizungen am Rachen, mit Räuspern, Reizhusten und Jucken der *Ohren* und anderer Hautstellen sind möglich. Das Hauptsymptom sind die *krampfartigen Niesattacken* und *-salven*. Der Schnupfen kommt erst flüssig, dann ist die Nase verstopft. Ruhelosigkeit, Frösteln und Besserung in der Wärme sind typisch.

Euphorbium (Nordamerikanische Wolfsmilch) D6, D12.
Dosierung siehe S. 14.
Ihr Kind klagt über Beißen und Jucken in den *Augenwinkeln* und *Lidern* bis in die Stirn hinauf. Es kann auch in der *Luftröhre* brennen und ein trockener Husten durch Kitzeln im *Kehlkopf* bestehen. Typisch ist ein Wärmegefühl und Stiche in der Brust bis hin zur Atembeklemmung. Trotz Schleimabsonderungen hat Ihr Kind trockene Schleimhäute.

Sanguinaria canadensis (Kanadische Blutwurz) D6, D12.
Dosierung siehe S. 14.
Ihr Kind leidet an Trockenheit und Kitzeln in der *Nase*, aber hauptsächlich in *Kehlkopf* und *Brust*. Die Nase ist wund, trocken und brennend. Es klagt über Geruchsverlust. Auf den Schnupfen folgt Durchfall. Hitzewallungen mit Gesichtsröte können auftreten sowie Kopfschmerzen bei Bewegung.

Wyethia (Nordamerikanischer Korbblütler) D4, D6.
Dosierung siehe S. 14.
Der Juckreiz konzentriert sich auf *Gaumen, Rachen, Nase* und *eustachische Röhre*. Rachen und Mund sind trocken. Heiserkeit, Räusper- und Schluckbedürfnis sind auffällig, ein Kitzelhusten ist möglich.

Arundo donax (Mittelmeer-Schilfrohr) D6, D12.
Dosierung siehe S. 14.
Arundo ist das einzige Mittel mit Juckreiz an *Gaumen, Bindehäuten, Nasenlöchern* und *Gehörgang* gleichzeitig. Die Beschwerden entwickeln sich auch etwa in dieser Reihenfolge. Die Absonderung ist zunächst wässrig und wird später schleimig, grünlich oder weiß. Es kommt häufig zu Niesen und zu Geruchsverlust.

Nux vomica (Brechnuss) D6, D12. Dosierung siehe S. 14.
Hauptsymptome sind Jucken, Niesreiz und Stockschnupfen (siehe S. 49). Der Juckreiz kann kräftig sein: besonders in der Nase innen, an den *Ohrmuscheln*, in der *eustachische Röhre*, auch an *Zunge, Gaumen, Kehlkopf, Rachen* und *Luftröhre*. Lediglich der Juckreiz im Gehörgang fehlt bei Nux vomica.

Pulsatilla pratensis (Wiesenküchenschelle) D6, D12.
Dosierung siehe S. 14.
Bei dickem, gelbem Schnupfen mit einer abendlichen Nasenverstopfung (siehe S. 49). Leichterer Juckreiz in *Nase, Augen, Ohrmuscheln, Gaumen-* und *Rachenbereich* ist möglich.

Nahrungsmittelallergien

Unverträglichkeiten oder allergische Reaktionen auf Nahrungsmittel sind bei Kindern oft sehr stark ausgeprägt. Schon bis zu acht Prozent unserer Säuglinge und Kleinkinder weisen eine echte Allergie auf Nahrungsmittel auf.

Am häufigsten ist im ersten Lebensjahr die Allergie auf Kuhmilcheiweiß, später gefolgt von Hühnereiweiß, Weizen, Fisch, Nüssen und verschiedenen Obst- und Gemüsesorten. Kinder mit Heuschnupfen bekommen nicht selten auch eine *Kreuzallergie* auf Haselnüsse, Äpfel, Steinobst, verschiedene Gemüse und Gewürze. Weniger häufig sind bei Kindern nichtallergische Nahrungsmittelunverträglichkeiten. Nur bei echten allergischen Reaktionen fällt ein Allergietest positiv aus.

Viele der Nahrungsmittelallergien bessern sich nach dem ersten Lebensjahr spontan. Weiter bestehende Allergien und Unverträglichkeiten können gut homöopathisch-konstitutionell behandelt werden. Eine Behandlung bei akut auftretenden Symptomen kann mit den hier angegebenen Mitteln versucht werden und sollte, wie alle Akutbehandlungen, rasch wirken – wenn nicht, konsultieren Sie Ihren Homöopathen oder Kinderarzt.

Okoubaka aubreivillei (Westafrikanische Pflanze) D4.
Dosierung siehe S. 14.
Dieses Mittel gehört in jede Reiseapotheke, da es bei leichterem Unwohlsein und Unpässlichkeit durch eine Unverträglichkeit von Nahrungsmitteln hilft, speziell bei ungewohnter Kost, z.B. in Urlaubsländern in fremdem Klima. Es wird auch eingesetzt, wenn es zu Hautreaktionen oder Kopfschmerzen kommt. Okoubaka wirkt wie ein Entgiftungsmittel. Einige meiner kleinen Patienten haben

gute Erfahrungen mit Okoubaka auch bei der Reisekrankheit gemacht.

Nux vomica (Brechnuss) D6, D12. Dosierung siehe S. 14.
Dieses Mittel ist angezeigt, wenn Ihr Kind schon nüchtern in der Früh über Übelkeit und Brechreiz nach der Nahrungsaufnahme klagt, wobei es sich nach dem Erbrechen leichter fühlt. Typisch sind saures Aufstoßen, Schluckauf und Sodbrennen nach dem Essen und Trinken. Die Beschwerden sind möglicherweise Folge einer Überreizung des Magens, wenn von allem zu viel und durcheinander gegessen und getrunken wurde. Insofern ist dieses Mittel ähnlich wie Pulsatilla. Im Unterschied zu Pulsatilla ist Nux vomica jedoch weniger geeignet, wenn Übelkeit und Erbrechen durch zu fettes Essen hervorgerufen wurden. Der Darm reagiert eher wie zugeschnürt, es besteht ein häufiger, aber vergeblicher Stuhldrang, bei jedem Versuch entleeren sich höchstens kleinste Mengen.

Pulsatilla (Wiesenküchenschelle) D6, D12. Dosierung siehe S. 14.
Die Beschwerden treten typischerweise gerne nach Kindergeburtstagen auf, nachdem Ihr Kind zu viel Verschiedenes und zu viel Fettes durcheinander gegessen hat. Es fühlt sich im einen Augenblick gut, im nächsten wieder elend. Der Durchfall ist meist gelblich bis grünlich. Das Kind hat Blähungen und muss häufig aufstoßen. Weinen und frische Luft bessern. Auffallend ist, dass Ihr Kind keinen Durst hat, auch bei Fieber nicht. Es ist sehr emotional und braucht Aufmerksamkeit und Trost über Gebühr.

Apis mellifica (Bienengift) D12. Dosierung: 5 Globuli. Eventuell bis C200. Dosierung: 2 Globuli, gegebenenfalls wiederholt.
Durch eine Pollen- oder Lebensmittelallergie oder durch einen Insektenstich in der Nähe des Auges kann es zu einer massiven, akuten Wassereinlagerung (Ödem) der Lider und zugleich zu einer grotesken ringförmigen, wallartigen Schwellung der Bindehaut um die Hornhaut herum (Chemosis) kommen. Apis ist hier das Hauptmittel und wirkt in einer Hochpotenz gegeben hervorragend.

Neurodermitis siehe S. 88ff.

Erkrankungen der Atemwege

Mit jedem Atemzug gelangen Viren, Bakterien und auch potenzielle Allergieerreger in die Atemwege. Diese sind mit einer Schleimhaut ausgekleidet, die sich angefangen von der Nasenschleimhaut über die Schleimhäute des Rachens, des Kehlkopfs, der Luftröhre bis zu den Verästelungen der Bronchien fortsetzt. Diese Schleimhaut sorgt für die Filterung aller die Atemluft belastender Reizstoffe und Mikroorganismen. Diese Arbeit geht normalerweise unmerklich vor sich. Wenn aber die Schleimhaut besonders gefordert wird, kann es zu einer Reizung, Schwellung und vermehrter Sekretbildung kommen, welches wiederum verschiedene Störungen der Atemfunktion nach sich zieht. Vermehrter Schleim in den Atemwegen kann zu Husten- und Niesreflexen führen, welche den Schleim zusammen mit den eingeatmeten Schadstoffen wieder aus den Atemwegen heraus befördern sollen. Aber auch unabhängig von der Schleimbildung kann Husten oder Schnupfen aus einer direkten Reizung durch z. B. zu kalte Atemluft, Gase, Stäube, Allergene oder Krankheitserreger entstehen.

Heuschnupfen siehe S. 34ff.

Husten und Bronchitis

Ein akuter Husten ist zunächst einmal eine Reaktion der Atemwege auf verschiedenste Reize. Grundsätzlich lassen sich zwei unterschiedliche Hustenformen unterscheiden: einmal der sehr lästige und quälende Reizhusten ohne oder mit sehr wenig Schleimproduktion, der besonders in der Nacht sehr stören kann, und der produktive, rasselnde Husten mit Schleim und Auswurf, der hauptsächlich tagsüber auftritt. Als Bronchitis wird in aller Regel ein länger anhaltender, hartnäckiger Husten bezeichnet, der sich mit den entsprechenden Hustenmitteln behandeln lässt.

Lockerer Husten mit Schleimproduktion

Mit Ausnahme des Keuchhustens (siehe S. 95) ist der typische produktive Husten für ein Kind weniger unangenehm und homöopathisch wie auch allopathisch einfacher zu behandeln als ein

Reizhusten, der trocken und erschöpfend ist (siehe S. 41ff.). Dieser Husten tritt nachts in der Regel nicht auf. Ein leichter, vorübergehender kurzer Husten nur morgens nach dem Aufwachen dient lediglich dem Abhusten des in der Nacht angesammelten Bronchialschleims und bedarf keiner speziellen Behandlung.

Achtung:
Wenn bei Ihrem Kind neben dem Husten auch das Allgemeinbefinden beeinträchtigt ist, muss es umgehend von einem sehr erfahrenen Homöopathen oder schulmedizinisch mit Antibiotika vom Kinderarzt behandelt werden. Eine bereits bestehende Lungenentzündung kann nur auf diese Weise behandelt werden. Kinder, die immer wieder an Husten oder einer generellen Anfälligkeit für Luftwegsinfekte leiden, lassen sich mit einer homöopathischen Konstitutionsbehandlung sehr gut stabilisieren.

Folgende Mittel haben sich bewährt:

Ipecacuanha (Brechwurzel) ab D4. Dosierung siehe S. 14.
Bei diesem grob rasselnden Husten mit zähem Schleim versucht das Kind mit allen Mitteln, den Schleim herauszubekommen, was bis zu Würgen oder Erbrechen führen kann. Ipecacuanha lindert einen allzu starken Würgereiz und ermöglicht ein leichteres Abhusten. Ausreichendes Trinken fördert dabei die Verdünnung des zähen Schleims. Ipecacuanha ist das am häufigsten gegebene Mittel bei einem unkomplizierten verschleimten Husten. Die tägliche Erfahrung zeigt, dass sein hustenberuhigender und schleimlösender Effekt die Wirkung pflanzlicher und chemischer Hustensäfte weit übertrifft. Wenn Ipecacuanha einmal nicht ausreicht, versuchen Sie es mit dem nächsten Hustenmittel, Tartarus.

Tartarus emeticus (Tartarus stibiatus, Antimonum tartaricum, Brechweinstein) ab D4. Dosierung siehe S. 14.
Nach Ipecacuanha ist Tartarus der nächst stärkere homöopathische Schleimlöser für noch zäheren Schleim und feineres Rasseln. Ihrem Kind fehlt dabei meist die richtige Hustenkraft, und es gerät dadurch leicht in Atemnot. Zu einer nächtlichen Krise kann es gegen 3 Uhr

kommen. Tartarus ist oft angezeigt bei Husten mit spastisch-asthmatischer Komponente in allen Stadien.

Drosera rotunda (Sonnentau) ab D6. Dosierung siehe S. 14.
Dieses Mittel ist angezeigt, wenn unangenehme, schnelle nächtliche Hustenstöße, hauptsächlich in der Zeit von Mitternacht bis 1 Uhr, mit Erbrechen von Schleim und Nahrung auftreten. Ihr Kind klagt über Schmerzen beim Husten, ähnlich wie bei Bryonia (siehe S. 44). Das Niederlegen und eine weitere Nahrungsaufnahme verschlechtern den Zustand.

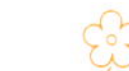

Pulsatilla pratensis (Wiesenküchenschelle) ab D6.
Dosierung siehe S. 14.
Der Husten tritt morgens und tagsüber mit lockerem gelbem bis gelbgrünem Auswurf auf. Der Aufenthalt in frischer Luft oder ein geöffnetes Fenster tun gut, das Betreten eines überwärmten Zimmers verschlimmert die Beschwerden. Gegen Abend bis Mitternacht kann sich ein trockener, krampfartiger Reizhusten entwickeln, der zum Aufsitzen zwingt. Etwas Urin kann beim Husten abgehen. Meist besteht gleichzeitig ein Schnupfen mit dicken, gelben Absonderungen und Nasenverstopfung am Abend. Die Patienten frieren zwar recht leicht, mögen aber keine zu warme Umgebung.

Reizhusten

Als Reizhusten wird ein unangenehmer, trockener Husten ohne Bildung von Schleim in den Bronchien bezeichnet. Kältereize, zu feuchte oder zu trockene Luft, Gase, Staub, Allergene, Krankheitserreger kommen mit der Atemluft auf die Schleimhäute und lösen einen Hustenreflex aus. Manchmal steigern sich Kinder in einen solchen Husten regelrecht hinein, was für Eltern beängstigend klingt. Diese Hustenform ist nicht ganz einfach zu behandeln. Wenn aber das richtige homöopathische Hustenmittel gefunden wurde, ist es oft den so genannten Hustenblockern in der Wirkung überlegen. Versuchen Sie je nach Beschwerdebild folgende Mittel:

Aconitum (Sturmhut) D6 bis D30. Dosierung: eine Gabe.
Gut geeignet ist auch C30. Dosierung: 2 Globuli, eine Gabe.

Dieses Mittel ist passend, wenn der Husten plötzlich und unvermittelt einsetzt, nach Wind, klarer, trockener Kälte oder Zugluft, auch z. B. nach Radfahren in kühlem Wind. Der Husten ist trocken und hart, ein Gefühl von Kratzen im Hals und innere Unruhe sind möglich. Hilfreich ist Aconitum nur im allerersten Anfangsstadium, es wird nur einmal gegeben, wenn es nicht mehr hilft, muss eines der folgenden Mittel versucht werden.

Belladonna (Tollkirsche) D12. Dosierung siehe S. 14.
Auch hier tritt der Husten plötzlich, oft bei feuchter Kälte, auf, er ist trocken und bellend. Der Reizhusten ist besonders abends, nach dem Hinlegen bis gegen Mitternacht, störend. Ihr Kind leidet möglicherweise unter weiteren Belladonna-Zeichen, wie Rötung des Gesichtes bei der Hustenattacke, heißfeuchte Haut oder Schwitzen. Erweiterte Pupillen, glänzende Augen sind ebenfalls typische Belladonna-Symptome.

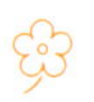

Hepar sulphuris (Kalkschwefelleber) D12.
Dosierung siehe S. 14.
Ihr Kind leidet an anfallsartigem Husten bei sehr großer Empfindlichkeit auf Kälte: Kalte, trockene Luft, kalter Wind, Luftzug, Entblößen, kaltes Trinken schaden ihm. Der trockene Husten tritt in kalten Nächten, vor allem in den frühen Morgenstunden, auf. Möglicherweise klagt Ihr Kind über Schmerzen im Hals.

Arsenicum album (Weißes Arsenik) D12. Dosierung siehe S. 14.
Der trockene Husten hat seinen Schwerpunkt nach Mitternacht, um 1 bis 2 Uhr oder 3 Uhr. Ihr Kind friert und verlangt nach Wärme, wodurch sich die Symptome bessern. Ihr Kind wirkt geschwächt, es ist übertrieben ängstlich, unruhig und will nicht allein sein. Möglicherweise kommt es zu Ihnen ins Bett und will dort den Rest der Nacht weiterschlafen. Manche Kinder möchten etwas in kleinen Schlucken trinken.

Phosphorus (gelber Phosphor) D12. Dosierung siehe S. 14.
Phosphorus ist ein hervorragendes Kindermittel bei Bronchitis. Der Hustenreiz kann von einem Kitzeln im Kehlkopf ausgehen. Auch

Hüsteln und Heiserkeit durch eine Überanstrengung der Stimme sind typisch. Reden und Wechsel in eine kalte Umgebung verschlechtern das Befinden. Der Husten schwächt und erschöpft und kann auch schmerzen. Ihr Kind klagt über ein Engegefühl mit erschwerter Atmung. Im fortgeschrittenen Stadium mit zunehmender Hustendauer kann ein zäher rotbräunlicher Schleim auftreten. Ausruhen, Zuwendung und gern genommene kalte Getränke tun Ihrem Kind meist gut.

Rumex crispus (Krauser Ampfer) ab D4. Dosierung siehe S. 14.
Rumex ist neben Phosphorus eines der Hauptmittel für den so genannten *Kitzelhusten*. Dabei handelt es sich um dauerndes, quälendes Räuspern, Hüsteln oder Husten, welches von einem Reiz im Kehlkopf oder Hals ausgeht. Es wird bei jedem Einatmen von kalter Luft und bei Sprechen verstärkt. Ihr Kind zieht sich die Decke oder einen Schal über Mund und Nase, um nicht husten zu müssen. Oft setzt der Reizhusten abends ein und verschlimmert sich nach dem Hinlegen bis Mitternacht.

Achtung:
Ein schmerzhafter Husten muss in jedem Fall vom Arzt abgeklärt werden!

Causticum Hahnemanni (Ätzkalk) ab D6. Dosierung siehe S. 14.
Auffallend ist ein tiefer, hohler, trockener Husten, wobei Ihr Kind über ein Wundheitsgefühl in den Atemwegen klagt. Es hat das Gefühl, nicht genug Kraft zum Abhusten zu haben. Beim angestrengten Husten kann sogar ein wenig Urin abgehen. Der Husten ist schlimmer, wenn Ihr Kind sich erwärmt, und beim Ausatmen. Plötzliche Heiserkeit oder ein Widerhall der eigenen Stimme im Ohr sind möglich. Durch kühles Trinken wird der Husten besser, durch trockene klare Kälte und Wind schlimmer.

Hyoscyamus (Bilsenkraut) D12. Dosierung siehe S. 14.
Dieses Mittel kann einen nächtlichen, krampfartigen Reizhusten positiv beeinflussen, der im Liegen schlimmer und durch Aufsitzen

besser wird. Durch Nahrungsaufnahme und Sprechen kommt es zu einer Verschlechterung der Symptome.

Bryonia (Zaunrübe) D12. Dosierung siehe S. 14.
Ihr Kind klagt beim Husten über Schmerzen und Stechen hinter dem Brustbein oder seitlich am Brustkorb, besonders auf der rechten Seite. Ihr Kind hält sich deshalb die Brust oder legt sich auf die kranke Seite oder den Bauch. Jede Bewegung bereitet ihm Schmerzen. Wärme und Druck auf die schmerzende Stelle bessern die Beschwerden. Das Betreten eines warmen trockenen Raumes verschlimmert den Zustand. Es hat großen Durst.

Pseudokrupp

Als Pseudokrupp bezeichnet man einen anfallsartigen, bellenden, heiseren Husten, der vor allem nachts beginnt und zu Atemnot führen kann. Er ist sehr beängstigend und tritt vor allem bei Kindern zwischen dem zweiten und vierten Lebensjahr auf. Es kommt dabei zu einem Zuschwellen des Kehlkopfs und das Kind wird mit einem eigenartigen Schafshusten mit lautem Einziehen und Atemnot aus dem Schlaf gerissen. Ein solcher Zustand kann alle Beteiligten in helle Aufregung versetzen, insbesondere, wenn er zum ersten Mal auftritt. Das Wissen um das richtige Vorgehen in der richtigen Reihenfolge kann in dieser Situation von großer Hilfe sein.

Vorgehen bei Pseudokrupp

- Möglichst Gelassenheit bewahren und versuchen, das Kind von der Atemnot abzulenken! Dann zuerst
- Aconitum D12 oder D30, 5 Globuli, oder C30, 2 Globuli (siehe S. 45), geben,
- anschließend das Kind anziehen, mit ihm ins Freie gehen, dort spazieren gehen oder Auto fahren, dabei gleichzeitig
- das homöopathische Kruppmittel (siehe S. 45) geben. Dies wird meist Spongia oder Hepar sulphuris sein.
- Falls sich innerhalb weniger Minuten keine erkennbare Besserung einstellen sollte, zögern Sie bitte nicht, Ihr Kind mit einem Fertiginhaler Adrenalin (z.B. Infectocortikrupp) inhalieren zu lassen oder ihm ein Kortisonzäpfchen (z.B. Infectocortikrupp oder Rectodelt) zu geben!

Aconitum (Sturmhut) D6 bis D30. Dosierung: 5 Globuli.
Oder C30, C200: 2 Globuli, eine Gabe.
Aconitum ist das Erstmittel bei den ersten Anzeichen eines Pseudokrupps. Die Behandlung wird fortgesetzt mit:

Spongia (Meeresschwamm) D3 bis D30 in 2- bis 10- minütigen Abständen, jeweils 5 Globuli.
Der Hustenanfall tritt gegen Mitternacht auf. Ihr Kind wacht plötzlich ängstlich mit einem Erstickungsgefühl auf und weint. Beim Einatmen ist ein ziehendes oder zischendes Geräusch zu hören, wie wenn eine Säge durch ein Holzbrett gezogen wird. Es besteht ein auffälliger trockener, bellender, rauer »Schafshusten«. Spongia ist das meistgebrauchte Pseudokruppmittel.
Je nach Situation und wenn Spongia nicht hilft, können andere Mittel in Frage kommen:

Hepar sulphuris (Kalkschwefelleber) D12 bis C200.
Dosierung siehe S. 14.
Dieses Mittel ist angebracht, wenn der Pseudokrupp erst in den frühen Morgenstunden bei Kühlerwerden der Nacht auftritt. Der Husten ist eher lockerer und verschleimter und wird durch kalte Luft und kaltes Trinken schlimmer.

Belladonna (Tollkirsche) D12, D30. Dosierung siehe S. 14.
Dabei bestehen von Anfang an Fieber mit typischen Belladonna-Fieberzeichen (siehe S. 82). Der Pseudokrupp-Anfall tritt zwischen 21 und 23 Uhr in der ersten Schlafphase auf.

Bromium (Brom, Br) D6 bis C30. Dosierung siehe S. 14.
Der Hustenanfall tritt vor Mitternacht auf, besonders, wenn das Kind zuvor erhitzt war, z.B. durch Fieber oder ein zu warmes, überheiztes Zimmer, und dann abgekühlt ist. Es besteht eine Kälteempfindung beim Einatmen im Kehlkopf. Das Kind klagt über ein Einschnürungsgefühl und ist heiser. Ein Schleimrasseln ist zu hören. Der Anfall verschlimmert sich durch äußere Wärme, wird durch ein warmes Getränk allerdings besser. Dieses Mittel passt oft für blonde, hellhäutige Kinder.

Iodium (Jod, J) ab D3 bis C30. Dosierung siehe S. 14.
Ihr Kind empfindet eine starke Einschnürung und ein Hitzegefühl im Kehlkopf. Der Husten ist rau, heiser und trocken, und es greift sich beim Husten an den Hals. Ein Röcheln ist zu hören, und es besteht eine Schluckbehinderung; der Zustand verschlimmert sich bei feuchter Wärme. Ihr Kind ist unruhig. Das Mittel ist oft für warmblütige Kinder mit dunklen Haaren und Augen geeignet.

Schnupfen

Die Verwendung der üblichen gefäßwirksamen Nasentropfen stört und unterdrückt die sinnvollen Abwehr- und Ausscheidungsmechanismen der Nasenschleimhaut. Bei zu häufigem Gebrauch kann sogar die Nasenschleimhaut unwiederbringlich geschädigt werden. Meeres- oder kochsalzhaltige Nasentropfen sowie Nasenspülungen sind dagegen zur Vorbeugung und unterstützenden Behandlung eines Schnupfens hilfreich. Der normale Schnupfen ist vielleicht das geeignetste Übungsfeld für den Einstieg in die ersten homöopathischen Behandlungsversuche. Für die dauerhafte Ausheilung von chronischem Schnupfen, Heuschnupfen sowie chronischer Nebenhöhlenentzündung sind die folgenden Akutmittel aber nicht geeignet. Hier muss eine homöopathische Konstitutionsbehandlung die zugrunde liegende Veranlagung ausheilen.

Fließschnupfen mit Nasenabsonderungen

Hier versucht der Organismus, sich durch das Sekret wieder von Krankheitserregern zu befreien.

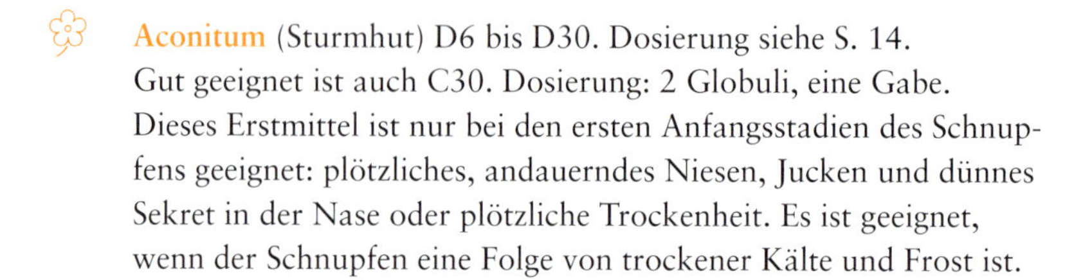

Aconitum (Sturmhut) D6 bis D30. Dosierung siehe S. 14.
Gut geeignet ist auch C30. Dosierung: 2 Globuli, eine Gabe.
Dieses Erstmittel ist nur bei den ersten Anfangsstadien des Schnupfens geeignet: plötzliches, andauerndes Niesen, Jucken und dünnes Sekret in der Nase oder plötzliche Trockenheit. Es ist geeignet, wenn der Schnupfen eine Folge von trockener Kälte und Frost ist.

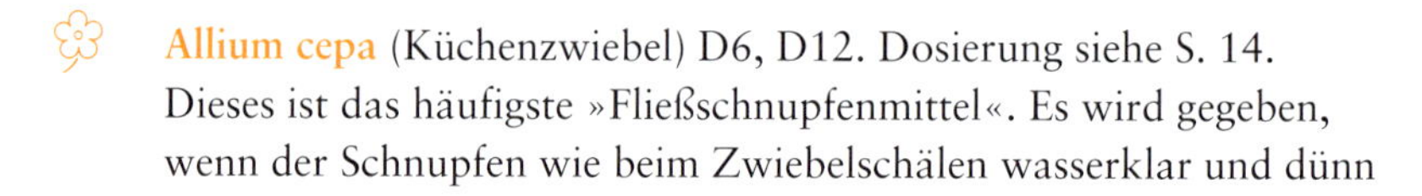

Allium cepa (Küchenzwiebel) D6, D12. Dosierung siehe S. 14.
Dieses ist das häufigste »Fließschnupfenmittel«. Es wird gegeben, wenn der Schnupfen wie beim Zwiebelschälen wasserklar und dünn

aus der Nase läuft und sie dabei leicht wund macht. Gleichzeitig ist mildes Augentränen möglich. Im Zimmer verschlimmert sich der Schnupfen, im Freien wird er besser. Auffällig ist das Niesen, z.B. beim Eintritt in ein warmes Zimmer. Ein leichter Begleithusten wird oft auch durch Allium cepa besser.

Euphrasia (Augentrost) D6, D12. Dosierung siehe S. 14.
Dies ist das häufigste Mittel gegen Augenreizungen. Es wird bei Bindehautreizung mit oder ohne Fließschnupfen eingesetzt. Beim Heuschnupfen können die Augen regelrecht in Flüssigkeit schwimmen. Die Tränen brennen an den Lidern. Die Bindehäute bieten das Bild einer allergischen Reizung, sind gerötet, jucken und schmerzen. Ihr Kind ist lichtempfindlich und blinzelt. Das Nasensekret ist eher mild. Draußen im Freien, im kalten Wind oder bei Föhn werden die Symptome schlimmer, im warmen Zimmer besser, also genau umgekehrt wie bei Allium cepa. Auch ein Husten ist möglich.

Allium Cepa und Euphrasia
Unschwer lassen sich Allium cepa und das bei Heuschnupfen etwas häufiger angewandte Lokalmittel Euphrasia durch ihre umgekehrten Symptome und Begleiterscheinungen unterscheiden: Bei Allium cepa sind die Nasensymptome stärker ausgeprägt, und der Zustand verschlechtert sich im Zimmer, bei Euphrasia bestehen wesentlich stärkere Augensymptome, und die Beschwerden verschlechtern sich im Freien.

Arsenicum album (Weißes Arsenik) D6, D12.
Dosierung siehe S. 14.
Dieses etwas seltenere Fließschnupfenmittel wird gegeben, wenn Nase und Augen brennen. Durch das scharfe Sekret rötet sich der Bereich über der Oberlippe und wird wund. Die Nase kann zeitweise auch verstopft sein. Draußen, bei Kälte und Feuchtigkeit, sowie nach Mitternacht werden die Symptome schlimmer. Ihr Kind fröstelt, und Wärme tut ihm sehr gut. Es hat Durst und will in kleinen Schlucken trinken. Besonders nachts besteht eine große Unruhe, und Ihr Kind möchte nicht allein sein. Es kann zusätzlich ein unangenehmer Reizhusten auftreten.

Pulsatilla pratensis (Wiesenküchenschelle) D6, D12.
Dosierung siehe S. 14.
Typisch ist (grün)gelber, dicklicher, milder, nicht reizender Schleim, der in und aus den Nasengängen hängt. Gegen Abend ist die Nase oft verstopft. Geruchsverlust und Geschmacksminderung sind häufig ein Hinweis auf Pulsatilla. Es kann zu einer Augenbeteiligung mit gelblichem Augenschleim oder Tränenfluss im Wind kommen. Ihr Kind fühlt sich trotz des Heuschnupfens draußen an der frischen Luft wohler.
Kühle Anwendungen bessern, in einem warmen, stickigen Zimmer geht es ihm eher schlechter. Rasch können die Beschwerden, Zustände und Launen wechseln. Ihr Kind jammert und weint recht schnell, lässt sich aber leicht wieder trösten und beruhigen.

Kalium sulphuricum (Kaliumsulfat) D12. Dosierung siehe S. 14.
In den meisten Symptomen ist dieses Arzneimittelbild ähnlich wie Pulsatilla, die Symptome sind nur heftiger ausgeprägt und die Farbe des Nasenschleims ist überwiegend weiß-gelblich. Eine Nasenverstopfung mit Mundatmung und Schnarchen ist möglich. Die nächtliche Verschlimmerungszeit liegt zwischen 2 und 3 Uhr.

Kalium muriaticum (Kaliumchlorid) D6, D12.
Dosierung siehe S. 14.
Auffallend ist der dicke, weißliche Schleim, der bis zur Verstopfung der Nasengänge führen kann. Es kann darüber hinaus zu Nasenbluten kommen.

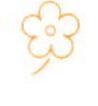

Natrium muriaticum (Natriumchlorid, Kochsalz) D12, D30.
Dosierung siehe S. 14.
Zu Beginn tritt Fließschnupfen mit einem typischen geleeartigen oder schaumigen Sekret auf, das wie rohes Eiweiß aussehen kann. Nach ein bis drei Tagen ist die Nase verstopft, sie wird wund und trocken.
Die Symptome sind vormittags gegen 10 Uhr schlimmer, ebenso in der Sonne. Kopfschmerzen, Geruchsverlust, Nasenbluten und ein weißgrauer Zungenbelag sind möglich.

Stockschnupfen (verstopfte Nase)
Hier reagiert die Nase auf Allergene und Erreger mit einer Blockade, um ein weiteres Eindringen zu verhindern. Die verstopfte Nase behindert Ihr Kind beim Atmen, und es ist unleidlich und empfindlich. Folgende Mittel sind möglich:

Nux vomica (Brechnuss) D6, D12. Dosierung siehe S. 14.
Ihr Kind klagt über eine verstopfte Nase, manchmal nur einseitig. Schon morgens nach dem Erwachen quälen ein Jucken und Kitzeln in der Nase, denen heftiger Niesreiz folgen kann. Dabei kann eine kleine Menge dünnflüssigen Sekretes herausspritzen. Das Jucken kann auch an verschiedenen anderen Stellen des Kopfes auftreten. Wegen der Verstopfung mit Juckreiz schieben die Kinder die Nasenspitze mit der Hand nach oben. Die Nasenverstopfung ist schlimmer im warmen Zimmer und vor allem nachts. Sie bessert sich in frischer Luft, wobei jedoch schon die geringste Zugluft oder trocken-kalter Wind verschlimmern. Ihr Kind reagiert überempfindlich auf alle Reize, z. B. auch auf Gerüche von Blumen. Es ist auch allgemein schnell überreizt und nervös.

Lycopodium clavatum (Bärlapp) D6, D12. Dosierung siehe S. 14.
Die Nasenverstopfung ist ähnlich wie bei Nux vomica, tritt aber immer beidseitig auf. Die Nasenschleimhaut ist ständig trocken. Es gibt nur wenig Absonderung, die dann krustig oder pfropfartig ist. Ab spätnachmittags und nachts kommt es zu einer unangenehmen Totalverstopfung der Nase, die Schniefen und Mundatmung zur Folge hat. Manchmal kann man beim Kind ein Beben der Nasenflügel beim Atmen beobachten. Ihr Kind ist missgestimmt, besonders wenn es krank ist.

Luffa operculata (Luffaschwamm, ein Kürbisgewächs) D4, D6, D12. Dosierung siehe S. 14.
Die Nase ist verstopft und es besteht ein Trockenheits-, Druck- und Schmerzgefühl, besonders beim Bücken. In frischer Luft verschlimmern sich die Beschwerden, im trockenen Raum werden sie besser. Ihr Kind ist außerdem auch heiser.

Sinusitis (Entzündung der Nebenhöhlen)

Aus einer länger verstopften Nase bei Stockschnupfen oder bei einer Allergie kann es zu einer Schleimansammlung in verschiedenen Nasennebenräumen kommen, woraus sich leicht die Nebenhöhlenentzündung entwickeln kann. Bei Kindern unter zehn Jahren ist allerdings die Stirnhöhle noch nicht voll ausgebildet, so dass z. B. Kopfschmerzen nicht auf eine Stirnhöhlenentzündung zurückgehen können.

Verdacht auf eine Nebenhöhlenentzündung bei Ihrem Kind besteht bei einem Schleimfluss den Rachen hinunter, wodurch Husten, der über 10 Tage jeder Behandlung trotzt, ausgelöst wird. Eventuell bestehen dabei auch leichtes Fieber, Unwohlsein und Appetitmangel. Die völlige Ausheilung von Nebenhöhlenentzündungen dauert relativ lange, die notwendigen Maßnahmen (Schonung des Kindes, Antibiotika, wenn erforderlich, Entschleimungsmittel, Salzinhalationen, Rotlicht) dürfen nicht zu früh abgesetzt werden.

! Die rein homöopathische Behandlung der akuten Sinusitis sollte vom Fachmann mit genauer Auswertung sämtlicher Symptome durchgeführt werden, wenn man ohne ein Antibiotikum auskommen will. Deshalb sollen hier nur drei wichtige Mittel vorgestellt werden, die Sie maximal vier bis fünf Tage anwenden können, bevor Sie bei fehlender Besserung fachkundige Hilfe hinzuziehen müssen. Ein wiederholtes oder chronisches Auftreten muss konstitutionell behandelt werden.

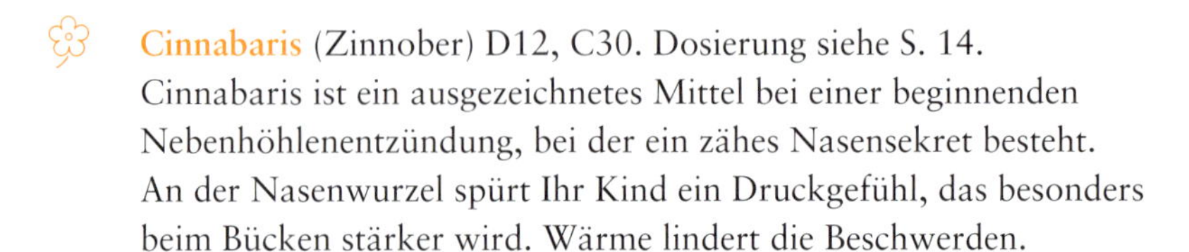

Cinnabaris (Zinnober) D12, C30. Dosierung siehe S. 14.
Cinnabaris ist ein ausgezeichnetes Mittel bei einer beginnenden Nebenhöhlenentzündung, bei der ein zähes Nasensekret besteht. An der Nasenwurzel spürt Ihr Kind ein Druckgefühl, das besonders beim Bücken stärker wird. Wärme lindert die Beschwerden.

Kalium bichromicum (Kaliumdichromat) D6, D12.
Dosierung siehe S. 14.
Typisch ist die Absonderung von zähem, in Fäden gezogenem, gründgelben Schleim, gemischt mit harten Pfropfen, Krusten, Borken und Brocken. Manche Kinder bohren diese Krusten gern

heraus. In der Nase können sich schmerzhafte, unangenehm riechende und blutige Geschwüre bilden. Ein Schmerz an der Nasenwurzel zeigt im entsprechenden Alter eine Beteiligung der Stirnhöhle an. Die Beschwerden verschlimmern sich bei Hitze und feuchtwarmem Wetter.

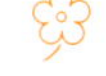

Hepar sulphuris (Kalkschwefelleber) D12 bis C1000.
Dosierung siehe S. 14.
Hepar sulphuris ist ein typisches Mittel gegen Eiter. Die Sinusitis äußert sich hier als eitriger Schnupfen oder eitrige Nebenhöhlenentzündung. Ihr Kind klagt über brennende Schmerzen in der Nase. Es kommt zu eitrig-käsigen, unangenehm riechenden Absonderungen, welche die Nase auch zustopfen können. Eitrige Entzündungen bilden sich an den Nasenlöchern. Ihr Kind reagiert hoch empfindlich auf kalte Luft und Wind. Bei feuchtwarmem Wetter geht es ihm besser. Zusätzliche Symptome können Geruchsverlust, Halsstechen und Husten sein.

Maßnahmen zur Verhinderung und Pflege bei Schnupfen und Sinusitis

- Trockene Raumluft vermeiden, in der Heizperiode die Schlafzimmerluft mit einem ausgebreiteten nassen Handtuch feucht halten.
- Nasengänge mit Salzlösungen spülen oder bei Kleinkindern mit Watte anfeuchten.
- Abschwellende Nasentropfen sind eher nicht zu empfehlen. Nach kurzer Wirkdauer schwillt die Nase wieder zu (Rebound-Effekt). Bei längerer Anwendung besteht die Gefahr einer bleibenden Schleimhautschädigung.

Spastische Bronchitis siehe »Asthma«, Seite 32ff.

Erkrankungen der Augen

Das Auge als eines unserer feinsten Sinnesorgane hat sich aus dem Gehirn heraus entwickelt. So spiegelt es auch sehr gut die Befindlichkeit des Gesamtorganismus wieder. Augenerkrankungen entstehen oft in Zusammenhang mit allgemeinen Störungen. Lokale

Augenbeschwerden sind gut durch homöopathische Mittel zu beeinflussen, wie die in diesem Kapitel angeführten praktischen Beispiele zeigen. Chronische Augenleiden und Augenkomplikationen können nur konstitutionell behandelt werden.

Achtung!
Alle Symptome, die sich innerhalb eines Tages nicht deutlich bessern, sowie Augenverletzungen *müssen* zur Sicherheit einem Augenarzt vorgestellt werden. Allein dieser ist von der Untersuchungstechnik her in der Lage, Schäden oder funktionelle Störungen bei diesem sehr fein aufgebauten Organ zweifelsfrei auszuschließen.
Eine homöopathische Behandlung der Augen sollten Sie als Eltern nur sehr eingeschränkt und nur bei einfachen und klar diagnostizierten Störungen versuchen, gegebenenfalls zusätzlich zu einer notwendigen schulmedizinischen Arznei.

Augenverletzungen

Bei Augenverletzungen ist es grundsätzlich am verantwortungsvollsten, von Anfang an einen erfahrenen Homöopathen und gegebenenfalls einen Augenarzt hinzuzuziehen. Bei leichteren Verletzungen am Auge, wie z. B. ein blaues Auge, können Eltern eine Selbstbehandlung versuchen. In anderen Fällen können die angeführten Behandlungsvorschläge nur begleitend zur ärztlichen Versorgung in Erwägung gezogen werden.

Das »blaue Auge«

Ein blaues Auge rührt meist von einem Sturz, Schlag oder Ball her. Dabei kommt es zu Verletzungen der Blutgefäße, aus denen Blut in das umgebende Gewebe sickert und es verfärbt. Nur der Augenarzt kann mit Sicherheit feststellen, ob auch der Augapfel verletzt ist. Als Erste-Hilfe-Maßnahme können Sie wie bei allen Prellungen kühle Kompressen oder einen Eisbeutel vorsichtig auflegen, was den ersten Schmerz lindert. Wichtig ist, wie bei allen Verletzungen, das Kind zu trösten und zu beruhigen, damit eine Verschlimmerung vermieden wird.

Wenn Ihnen das Ausmaß der Verletzung nicht klar ist, stellen Sie bitte Ihr Kind beim Augenarzt oder in einer Augenklinik vor!

Zur Unterstützung können folgende Mittel gegeben werden. Verwenden Sie jeweils das nächstfolgende Mittel, wenn das vorige zur Linderung nicht ausreicht.

Arnica (Bergwohlverleih) D oder C30 bis C200.
Dosierung siehe S. 14, jeweils in Einzelgaben.

Ledum (Sumpfporst) D12 alle 4–6 Stunden oder C30 bis C200 eine Einzelgabe.

Hamamelis (Virginische Zaubernuss) D12 alle 6–8 Stunden oder C30 eine Einzelgabe.
Dieses Mittel ist angebracht, wenn eine Blutung im Auge sichtbar ist.

Bei stärkeren stumpfen Verletzungen des Auges, vor allem, wenn starke Augen- und Kopfschmerzen auftreten, orientieren Sie sich am nächsten Behandlungsschema »Grobe Verletzungen des Augapfels« und wenden sich umgehend an einen Augenarzt oder die Ambulanz einer Augenklinik.

Grobe Verletzungen des Augapfels

Zu diesen Verletzungen kann es ebenfalls durch heftige stumpfe Prellungen durch einen Sturz, Faustschlag oder Ball kommen. Das Kind muss sofort zum Arzt oder in eine Augenklinik gebracht werden. Achten Sie darauf, dass es das Auge nicht berührt und dieses geschützt wird.

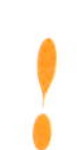

Versuchen Sie von der homöopathischen Seite her unterstützend die folgenden Mittel.

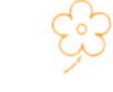

Symphytum (Beinwell) C30.
Dosierung siehe S. 14, eventuell alle 20–30 Minuten.
Symphytum ist das Erstmittel, das unmittelbar nach einer Verletzung des Augapfels verabreicht wird. Es ist auch das Mittel, welches gleich nach einer Augenoperation zur Förderung des Heilungsverlaufes gegeben wird.

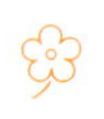

Hypericum (Johanniskraut) C30. Dosierung siehe S. 14.
Es wird bei heftigen Schmerzen gegeben, die durch Symphytum nicht besser werden.

Arnica (Bergwohlverleih) ab C200. Dosierung: gegebenenfalls wiederholte Gaben ein- bis zweimal pro Tag jeweils 2 Globuli.
Arnica ist das wichtigste Mittel, wenn nach der Augenprellung eine Beeinträchtigung des Sehens, also ein *Sehfeldausfall* oder eine *Blindheit*, eintritt. In diesem Fall muss man davon ausgehen, dass der Sehnerv verletzt wurde. Arnica in Hochpotenz kann zur Wiedererlangung des Sehens beitragen.

Verletzungen der Hornhaut

Sie entstehen durch harte Partikel, wie Äste, Bleistifte, Fingernägel. Dies führt zu einer Abwehrreaktion mit starken Schmerzen und Tränenfluss, Lichtscheu und krampfhaftem Schließen der Lider.
! Bringen Sie Ihr Kind auf jeden Fall zum Augenarzt!
Wenn dieser eine Verletzung der Hornhaut festgestellt hat, können folgende Mittel eingenommen werden, um das Auge zu beruhigen und die Heilung zu unterstützen:

Aconitum (Sturmhut) D12, D30 oder C30. Dosierung: eine Gabe.
Aconitum ist ein bewährtes Erstmittel bei Schreck und Schmerz. Wenn es Ihrem Kind etwas besser geht, lässt man folgen:

Staphisagria (Stephanskörner, Rittersporn) D6, D12, C30. Dosierung siehe S. 14.
Es ist das Hauptmittel bei Verletzungen der Hornhaut.

Euphrasia (Augentrost) D6, D12. Dosierung siehe S. 14.
Dieses Mittel ist angezeigt, wenn sich aus der Verletzung eine Entzündung entwickelt (siehe s. 55).

Verletzungen durch Fremdkörper

Wenn ein Fremdkörper in der Hornhaut steckt, sollte der Augenarzt aufgesucht werden, der ihn fachmännisch entfernen kann. Folgende spezielle Mittel können in diesem Fall sofort gegeben werden:

Coccus cacti (Cochenille-Schildlaus) D4. Dosierung siehe S. 14.
Dieses Mittel hilft, einen kleineren Fremdkörper (z.B. ein Insekt) herauszutreiben, wenn das nicht betroffene Auge dabei sanft massiert wird.

Silicea (Kieselsäure) D6, D12, D30 oder Hypericum (Johanniskraut) D12, D30. Dosierung siehe S. 14.
Diese Mittel können gegeben werden, wenn die Entfernung des Fremdkörpers nicht gleich oder auch nicht mit Coccus cacti gelingt. Silicea hilft auch bei eingewachsenen Wimpern, die sehr unangenehm sein können.

Mercurius solubilis (Quecksilber) ab D12. Dosierung siehe S. 14.
Mercurius ist ein typisches Mittel gegen geschwürige Entzündungen. Es wird bei Verletzungen durch Funkenflug gegeben und wenn sich an der Hornhaut Geschwüre bilden. Es treten starke Schmerzen in der ganzen Umgebung des Auges auf, die nachts und durch Wärme schlimmer werden.

Entzündliche Augenreizungen

Entzündungen am äußeren Auge können an der Bindehaut (Konjunktivitis), Hornhaut (Keratitis), Regenbogenhaut (Iritis) oder an den Lidrändern (Blepharitis) vorkommen. Ausgelöst werden Augenentzündungen durch Viren, Bakterien, Allergien, Rauch, Staub, Kälte, Hitze, Trockenheit, Fremdkörper, Verletzungen oder bestimmte Allgemeinerkrankungen. Bei Entzündungen muss, wenn sich das Auge nicht innerhalb von zwei Tagen bessert, ein Augenarzt hinzugezogen werden. Wenn eine schulmedizinische Behandlung der Entzündung unumgänglich ist, können homöopathische Mittel erfolgreich zusätzlich zur Unterstützung eingesetzt werden.

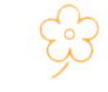

Aconitum (Sturmhut) D12, D30 oder C30. Dosierung siehe S. 14.
Aconitum ist ein bewährtes Akutmittel, das gegeben wird, sobald Ihr Kind die ersten Beschwerden, wie ein Trockenheitsgefühl oder einen Schmerzreiz, am Auge spürt, z.B. nach Wind, Luftzug, Staub oder Fremdkörpern.

Euphrasia (Augentrost) D6, D12. Dosierung siehe S. 14.
Euphrasia ist das klassische Hauptmittel für das »rote Auge«, d.h. eine Augenreizung mit zahlreichen roten Äderchen auf der Bindehaut und vermehrtem Tränenfluss, der den Blick verschleiern kann. Die Lidränder jucken und schmerzen. Ihr Kind reagiert dabei empfindlich auf künstliches Licht. Euphrasia gehört auch zu den Hauptmitteln bei Allergien und Heuschnupfen.

Belladonna (Tollkirsche) D6, D12. Dosierung siehe S. 14.
Wie bei Aconitum setzen die Beschwerden plötzlich mit heftigem Brennschmerz ein. Es bestehen eine deutlich sichtbare Rötung der Bindehaut und ein Trockenheitsgefühl sowie eine Überempfindlichkeit des Auges gegen Sonne oder künstliches Licht. Jede Augen- oder Kopfbewegung schmerzt. Zusätzlich sind weitere Belladonna-Symptome möglich, wie Gesichtsröte, pulsierende Kopfschmerzen oder Empfindlichkeit des Kopfes beim Kämmen. Es kann auch eine Geräuschempfindlichkeit bestehen. Belladonna ist ein Hauptmittel, wenn eine Entzündung des Sehnervs (Nervus opticus) festgestellt wurde.

Pulsatilla pratensis (Wiesenküchenschelle) ab D6.
Dosierung siehe S. 14.
Es kommt zu Tränen und zur Absonderung eines gelblichen Schleims, welcher die Lider verkleben kann; die Beschwerden sind über Nacht besonders ausgeprägt. Die Lider lassen sich aber in der Regel gut auswaschen. Tagsüber klagt Ihr Kind hauptsächlich über Tränenfluss, der sich im Freien und in kühlerer Umgebung eher bessert, durch Zugluft oder im warmen Zimmer verschlechtert. Die Augen können leicht schmerzen, die Lidränder gerötet sein.

Sulphur (Schwefel) D12. Dosierung siehe S. 14.
Die Symptome sind ähnlich wie bei Pulsatilla, jedoch sind bei diesem Mittel die Lidränder stärker gerötet, geschwollen und schmerzhaft. Es kommt zu Jucken, Beißen, Brennen, Stechen und einem Trockenheits- und Fremdkörpergefühl wie beim Reiben von Sandkörnern an den Innenflächen der Lider. Im Gegensatz zu Pulsatilla verschlechtert der Versuch, die Verklebungen auszuwaschen,

die Beschwerden eher. Es besteht eine Empfindlichkeit auf künstliches Licht. Das Mittel ist gut für die chronische Verlaufsform geeignet.

Rhus toxicodendron (Giftsumach) D12. Dosierung siehe S. 14.
Die Beschwerden treten nach einem Zusammenspiel von Anstrengung, Kälte und Feuchtigkeit auf, z.B. nach Sport im Regen, speziell auch nach Schwimmen, Tauchen und dem Kontakt mit Chlorwasser.

Gerstenkorn

Bei einem Gerstenkorn handelt es sich um eine bakterielle Entzündung der Liddrüsen. Es bildet sich ein geröteter, verhärteter und schmerzhafter Knoten am Lidrand, der in der reifen Akutphase Eiter entleert.

Bei häufig wiederkehrenden oder chronischen Gersten- oder Hagelkörnern ist eine Konstitutionsbehandlung durch einen erfahrenen Homöopathen angezeigt. Die schulmedizinische Behandlung erfolgt mit antibiotischen Salben bis hin zur operativen Eröffnung. Viele homöopathische Mittel fördern die Ausreifung und Abheilung eines Gerstenkorns. Das wichtigste dieser Mittel ist:

Staphisagria (Stephanskörner, Rittersporn) D6, D12, C30.
Dosierung siehe S. 14.

Überanstrengung der Augen

Eine Übermüdung der Augen kann schon bei Kindern auftreten, häufig nach zu langem Fernsehen, aber auch nach langem, konzentrierten Lesen bei schlechter Beleuchtung, bei feinen Bastelarbeiten oder bei Computerspielen. Folgende Mittel können die Beschwerden lindern:

Rhus toxicodendron (Giftsumach) D12. Dosierung siehe S. 14.
Typisch ist das Überanstrengungsgefühl der gestressten Augen. Jede Augen- und Lidbewegung schmerzt, Augen und Lider werden starr gehalten. Ein Schwall heißer Tränen kommt beim Öffnen der

Lider. Das Mittel ist auch geeignet bei Reizungen der Augen nach Kontakt mit Nässe, siehe S. 57.

Ruta (Raute) D4 bis D30. Dosierung siehe S. 14.
Ihr Kind klagt über Beißen, Brennen und Hitzegefühl. Die Augen sind gerötet. Das Sehen ist getrübt und verwischt, die Buchstaben können ineinander laufen. Es erfolgt eine Besserung, wenn die Augen bewegt werden sowie in der Wärme; es kommt zu einer Verschlechterung, wenn die Augen ruhig gehalten werden und durch Kälte.

Gelsemium sempervirens (Falscher, gelber Jasmin) D6, D12. Dosierung siehe S. 14.
Die Sehstörungen treten während oder nach Infektionskrankheiten oder Grippe auf. Sie können mit einer Lidschwere einhergehen. Bei Wärme oder Föhn verschlimmern sich die Beschwerden. Siehe auch »Fieberhafte Infekte«, Seite 83.

Calcium carbonicum (Austernschalenkalk) ab D12. Dosierung siehe S. 14.
Auffallend ist die leichte Ermüdbarkeit der Augen, beim Lesen wird es vor den Augen dunkel. Ihr Kind klagt über ein Drücken in den Augen. Man erkennt eine Pupillenerweiterung. Der Augenarzt kann Flecken und Geschwüre auf der Hornhaut feststellen. Dieses Mittel ist geeignet, wenn sich Augen nach einer Überanstrengung entzünden.

Erkrankungen der Genitalorgane

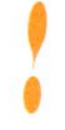

Im Bereich der Genitalorgane bieten sich für den homöopathischen Laien relativ wenige Möglichkeiten für eine selbstständige Behandlung. Tiefere Entzündungen, Entwicklungsstörungen, Missbildungen und Fehlfunktionen und hormonelle Dysbalancen sollten von professionellen Therapeuten behandelt werden. Lediglich Hautausschläge und oberflächliche Entzündungen, wie die Vorhautentzündung bei Buben und die Scheidenentzündung der Mädchen, sind, solange sie nicht chronisch geworden sind, relativ leicht mit einem akuten homöopathischen Mittel zu behandeln. Sie können dabei lokale Antibiotika-, Antipilz- und Kortisonanwendungen erfolgreich ersetzen.

Genitale Probleme bei Mädchen

Bei Mädchen kann es gelegentlich zu Infektionen im Bereich der Schamlippen und der Scheide kommen, die sich homöopathisch gut behandeln lassen. Als Ursachen können Bakterien, Soorpilz oder andere Mikroorganismen in Frage kommen. Eine Scheidenentzündung kann auch als Folge einer antibiotischen Behandlung auftreten. Die Behandlung kann durch Sitzbäder mit Zusatz von Kamille, Calendula-Tinktur oder Obstessig unterstützt werden. Wenn mit einem der hier angegebenen Mittel innerhalb einer Woche keine Besserung eintritt oder wenn die Entzündung fortgeschritten ist oder wiederkehrend auftritt, sollte man zur Diagnostik zum Kinder- oder Frauenarzt gehen, die Therapie aber mit dem Homöopathen besprechen.

Sulphur (Schwefel) D6, D12, D30. Dosierung siehe S. 14.
Sulphur ist das Mittel der ersten Wahl bei Juckreiz und Rötung im Bereich der Schamlippen und des Scheideneingangs oder des Bereichs um den After. Ein dünner, brennender, milchig bis zart gelbgrüner Scheidenausfluss ist möglich.

> ***Achtung!***
> Die Symptome, die für die folgenden Mittel beschrieben sind, sollten Sie nicht ohne Rücksprache mit dem Homöopathen behandeln.

Acidum nitricum (Salpetersäure) D12
Es besteht ein dickerer, grünlicher bis brauner, wundmachender, ätzender, übel riechender Ausfluss. Auffällig sind Schwellungen oder Wucherungen an den Schamlippen.

Thuja occidentalis (Lebensbaum) D12
Ihre Tochter leidet an einem grünlichen, riechenden Ausfluss, der die Wäsche verfärbt. Thuja ist auch ein geeignetes Mittel für Warzen und Feigwarzen in der Umgebung des Scheideneingangs.

Probleme bei Jungen

Bei Jungen kann es unter der Vorhaut zu Hautentzündungen an der Eichel kommen, die durch Juckreiz oder Schmerzen unangenehm sein können. Begünstigt wird dies, wenn die Vorhaut eng ist oder sich überhaupt nicht zurückziehen lässt (Phimose). Folgende Lokalmittel können für solche Entzündungen eingesetzt werden:

Sulphur (Schwefel) D6, D12, D30. Dosierung siehe S. 14.
Die Vorhaut der Eichel ist rot und eventuell auch geschwollen. Sie juckt und brennt, besonders beim Wasserlassen kann dies störend sein. Besteht die Entzündung schon länger, kann es unangenehm riechen. Eine Vorhautentzündung (Balanitis) kann z. B. entstehen, wenn eine Vorhautverklebung oder Vorhautverengung (Phimose) vorliegt. Wie schnell bei diesem Vorhautproblem eine chirurgische Korrektur (Umschneidung, Circumcision) notwendig ist oder ob mit vorsichtigem Zurückziehen beim Baden abgewartet werden kann, muss der Kinderarzt entscheiden. Sulphur ist auch empfehlenswert als erstes Mittel bei einer Vorhautinfektion mit Candidapilz (Soorbalanitis), bei der weiße Ablagerungen auf der Eichel und der Innenseite der Vorhaut zu sehen sind.

Achtung:
Die Symptome, die für die folgenden Mittel beschrieben sind, sollten Sie nicht ohne Rücksprache mit dem Homöopathen behandeln.

Mercurius solubilis (Quecksilber) ab D12
Dieses Mittel ist angezeigt, wenn eine weiter fortgeschrittene lokale Entzündung mit Bläschen und Geschwüren an der Eichel besteht mit einem starken Juckreiz und stark riechenden, gelblichen, zum Teil auch blutigen Absonderungen. Typisch ist ein starker, stechender Schmerz, der nach hinten ausstrahlt.

Acidum nitricum (Salpetersäure) D12
Das Beschwerdebild ist ähnlich wie Mercurius, es bestehen aber noch tiefere und gröbere Geschwürsbildungen, die sich bis in die

Harnröhre hereinziehen können. Ihr Kind klagt über starke Schmerzen und Jucken. Dieses Mittel ist auch für Feigwarzen an der Eichel geeignet.

Thuja occidentalis (Lebensbaum) D12
Durch folgendes eigentümliches Symptom wird man manchmal auf Thuja aufmerksam gemacht: Beim Urinieren ist der Harnstrahl gespalten.

Erkrankungen der Harnwege

Blasen- und Nierenbeckenentzündungen kommen speziell bei Mädchen immer wieder einmal vor, manche Mädchen sind besonders anfällig dafür. Verspätetes Sauberwerden ist immer eine besondere Herausforderung an Eltern und Therapeuten.

Akuter Harnwegsinfekt

Erkrankungen an den Harnorganen durch Bakterien kommen bei Kindern häufig vor, an den Nierenbecken, an den Harnleitern, an der Blase, an der Harnröhre oder kombiniert. Weil bei Mädchen der Weg von der Harnöffnung zur Blase kürzer ist, sind sie häufiger betroffen als Buben.

Die Diagnostik der Harnwegsinfekte geschieht durch die Urinuntersuchung. Wenn bei Ihrem Kind immer wieder Bakterien oder rote Blutkörperchen im Urin gefunden werden, sollte noch eine Funktionsprüfung der ableitenden Harnwege durch Ultraschall, Röntgen und Kontrastmittel angeschlossen werden. Denn ein längere Zeit bestehender Harnstau begünstigt die Ansammlung von Bakterien in den Harnwegen.

Die schulmedizinische Behandlung erfolgt durch Antibiotika, Schmerz- und Fiebermittel. Nach einer ungenügenden Behandlung oder wenn eine entsprechende Veranlagung vorliegt, können Harnwegsinfekte chronisch werden. Dieses Problem lässt sich mit dem konstitutionellen homöopathischen Mittel behandeln.

Typische Symptome
Bei Babys zeigt sich ein Harnwegsinfekt oft nur durch unklares, hohes Fieber, mit zunehmendem Alter sind die typischen Symptome deutlicher zu erkennen:

- Ein penetranter Harndrang: Ihr Kind muss häufig auf die Toilette und kann dabei oft nur wenig Wasser lassen.
- Das Wasserlassen ist sehr schmerzhaft, der Urin wird deswegen zurückgehalten.
- Fieber, Blasen- oder Nierenschmerzen sowie Allgemeinstörungen, wie Schwäche, Blässe, Appetitlosigkeit.
- Auffällige Urinveränderungen in Aussehen, Farbe und Geruch.

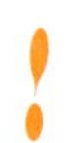

Die in Frage kommenden Akutmittel sind zahlreich und sollten bei dieser heiklen bakteriellen Erkrankung nur von einem ausgebildeten und erfahrenen Homöopathen eingesetzt und beurteilt werden. Als Hintergrundinformation für die Eltern seien deswegen stellvertretend lediglich fünf Mittel kurz beschrieben:

Dulcamara (Bittersüß) D4 bis D12, C30. Dosierung siehe S. 14.
Die auslösende Ursache für die Anwendung dieses Mittel ist Nässe in Kombination mit Abkühlung und Unterkühlung des Unterleibs, eine »verkühlte Blase«, z. B. nach dem Baden, durch einen nassen Badeanzug, das Sitzen im feuchtes Gras oder auf kaltem, nassem Boden oder im Anschluss an Erkältungen. Zu den Symptomen gehören sehr häufiger Harndrang, wobei aber meist nur ein paar Tropfen abgehen. Brennender Schmerz tritt in der Harnröhre während der Entleerung auf. Der Urin kann trübe, milchig, schleimig und sogar blutig sein.

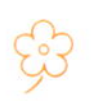

Cantharis (Spanische Fliege, eine Käferart) D6, D12, C30.
Dosierung siehe S. 14.
Es besteht ein unwiderstehlicher häufiger Harndrang, der zunimmt, wenn man fließendes Wasser sieht oder auch nur hört. Typisch sind schneidende und brennende Schmerzen in der Harnröhre, die vor, während oder nach dem Wasserlassen auftreten. Zusammenziehende krampfartige Schmerzen können von den Nieren abwärts gerichtet zu den Harnleitern, zu der Blase bis zur Harnröhre hinunter ausstrahlen. Der Urin geht wegen der starken Schmerzen nur tröpfchenweise ab oder wird zurückgehalten. Man sehnt sich geradezu da-

nach, die Blase vollständig entleeren zu können. Trinken verschlimmert die Situation weiter, Wärme bessert. Der Urin kann trüb sein, rote Blutkörperchen und Eiweiß können nachgewiesen werden.

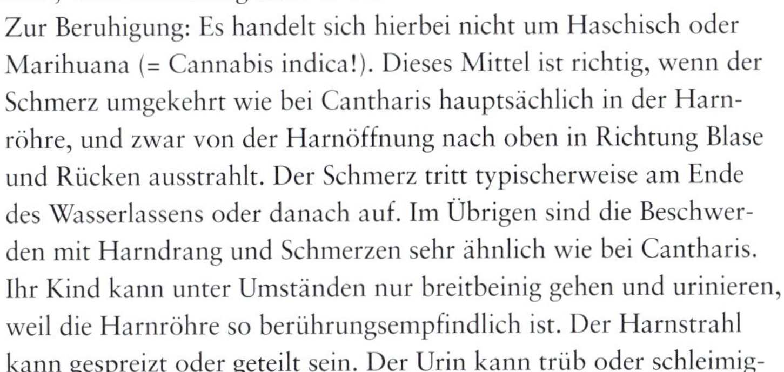

Cannabis sativa (Europäischer oder Amerikanischer Hanf) D6 bis D12, C30. Dosierung siehe S. 14.
Zur Beruhigung: Es handelt sich hierbei nicht um Haschisch oder Marihuana (= Cannabis indica!). Dieses Mittel ist richtig, wenn der Schmerz umgekehrt wie bei Cantharis hauptsächlich in der Harnröhre, und zwar von der Harnöffnung nach oben in Richtung Blase und Rücken ausstrahlt. Der Schmerz tritt typischerweise am Ende des Wasserlassens oder danach auf. Im Übrigen sind die Beschwerden mit Harndrang und Schmerzen sehr ähnlich wie bei Cantharis. Ihr Kind kann unter Umständen nur breitbeinig gehen und urinieren, weil die Harnröhre so berührungsempfindlich ist. Der Harnstrahl kann gespreizt oder geteilt sein. Der Urin kann trüb oder schleimig-eingedickt sein und selten einmal die Harnwege verstopfen.

Sarsaparilla (Stechwinde) D4, D6, C30. Dosierung siehe S. 14.
Die Schmerzen treten hauptsächlich gegen Ende und nach dem Urinieren auf. Ihr Kind kann aber allein schon aus Angst in allen Phasen des Wasserlassens schreien. Im Sitzen tröpfelt der Urin verzögert, nur im Stehen fließt er frei, unter Umständen ohne dass er gespürt wird. Er ist hell und klar, auch flockig oder sandig mit Harnpartikeln in Form von Nierengrieß oder kleinen Steinchen. Wenn zu viel davon in den Nierenbecken und Harnleitern vorhanden ist, sind absteigende Koliken und Blutbeimengungen möglich.

Causticum Hahnemanni (Ätzstoff, gelöschter Kalk + Kaliumsulfat) D6 bis D12, C30. Dosierung siehe S. 14.
Dieses Blasenmittel wird bei starkem Harndrang und Kälteempfindlichkeit gegeben, wenn das Kind trotzdem nicht in der Lage ist, Urin zu lassen, oder wenn der Urin nur tröpfchenweise kommt. Andererseits kann aber auch bei Causticum ein unwillkürlicher und unbemerkter Urinabgang ohne Vorwarnung vorkommen, besonders im Sitzen, beim Husten, Niesen oder Schnäuzen. Es kann auch zu unfreiwilligem Einnässen im ersten Schlaf kommen (siehe S. 64f.).

Der Urin wird dabei überhaupt nicht gespürt. Ursächlich ist in diesem Fall wahrscheinlich eine Schwäche der motorischen und sensiblen Nervenleitung.

Bettnässen, Enuresis nocturna

Wenn ein Kind bis zum fünften Lebensjahr gelegentlich noch nachts ins Bett macht, gibt das noch keinen ernsten Grund zur Besorgnis. Erst wenn danach die Nächte überwiegend feucht sind oder gar auch tagsüber oft etwas in die Hose geht (Enuresis diurna), besteht dringender Abklärungs- und Handlungsbedarf. Auch wenn in der Regel zunächst psychische Ursachen für das Einnässen vermutet werden, z. B. nach der Geburt eines Geschwisterchens, so muss doch nicht in jedem Fall eine tief sitzende psychische Auslösung, wie Kummer- und Anerkennungsproblematik, Geschwisterrivalität, Rückzug in ein kleinkindliches Verhalten o. Ä., dahinter stehen. Eine einheitliche Ursache gibt es nicht. Es können auch verschiedene Faktoren eine Rolle spielen. Manchmal kann auch ein relativer Mangel des so genannten Antidiuretischen Hormons (ADH, Vasopressin) im Spiel sein.
Eine organische Abklärung beim Kinderurologen sollte einem homöopathischen Behandlungsversuch daher immer vorausgehen. Diese komplexe Störung wird, wenn sie hartnäckig bleibt, am besten konstitutionell behandelt.

Der homöopathische Typ – das Konstitutionsmittel

Die Frage der Eltern nach dem homöopathischen »Typ« ihres Kindes wird oft gestellt. Mit großem Interesse studieren vielleicht auch Sie Literatur über Kindertypen (siehe auch Literaturhinweise, S. 143, Pfeiffer, Drescher, Hirte 2004) und überlegen, welches Mittel zu Ihrem Kind passt.
So kurzweilig solche Lektüren sind, hüten Sie sich bitte davor, voreilige Schlüsse über Mittel oder Ihr Kind zu ziehen.
Keine noch so umfangreiche homöopathische Arzneibeschreibung kann einen Menschen in seiner Vielseitigkeit erfassen. Denn ebenso komplex wie das Leben ist auch der Mensch, sodass er immer in Resonanz zu mehreren homöopathischen Arzneien steht.

Bei manchen Kindern »passiert« es meist schon in der Zeit nach dem Einschlafen bis vor Mitternacht, mit etwas Glück erwischt man sie gerade noch, wenn man sie in diesem Zeitraum noch einmal auf das Töpfchen oder die Toilette setzt. Oft wacht das Kind dabei gar nicht auf. In diesem Fall lohnt sich ein Versuch mit folgendem Mittel:

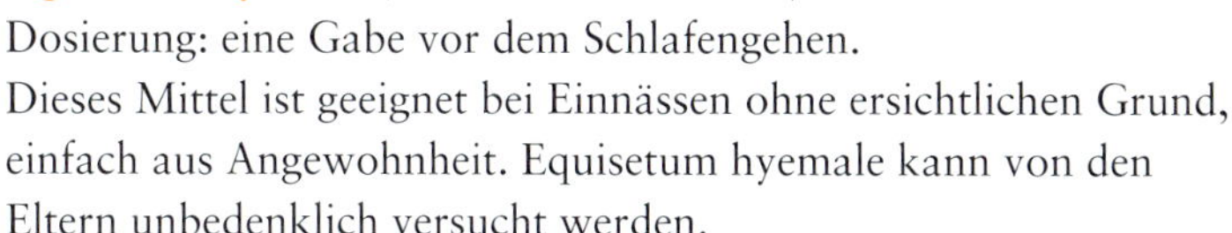

Equisetum hyemale (Winterschachtelhalm) D12.
Dosierung: eine Gabe vor dem Schlafengehen.
Dieses Mittel ist geeignet bei Einnässen ohne ersichtlichen Grund, einfach aus Angewohnheit. Equisetum hyemale kann von den Eltern unbedenklich versucht werden.

Erkrankungen von Hals, Mund, Nase und Ohren

Diese Erkrankungen sind bei Kindern besonders häufig. Typisch sind vor allem die Hals-, Mandel- oder Ohrenentzündungen, die bei manchen Kindern regelmäßig wiederkehren. Was bei einem Kind die ständigen Mandelentzündungen sind, sind bei anderen die wiederholten Mittelohrentzündungen. Die Eltern sind in diesem Fall oft verunsichert, ob sie wieder zum Arzt müssen, um erneut ein Antibiotikum verschrieben zu bekommen. Hier lässt sich durch eine akute wie auch konstitutionelle homöopathische Behandlung sehr viel erreichen.

Halsentzündung

Ein Kratzen im Hals, Schluckbeschwerden, häufiges Räuspern – Halsreizungen sind oft das erste Symptom einer Erkältung oder Grippe. Diese Beschwerden entstehen durch das Herunterlaufen von Schleim aus der Nase in den Rachen, durch die Austrocknung des Rachens durch Mundatmung bei verstopfter Nase oder bei zu trockener (Heizungs)luft. Auch zu kalte Luft oder zu kalte Getränke können Auslöser sein. Viren oder Bakterien sind die hauptsächlichen Erreger von Erkrankungen des Rachenrings, der Mandeln, des Kehlkopfs (Pseudokrupp, siehe S. 44ff.) oder der Stimmbänder (Heiserkeit).

In leichten Fällen und Anfangsstadien können Sie als Eltern eine Behandlung mit einem der unten angegebenen Mittel versuchen. Dabei sollten Sie, wie immer bei dem Versuch einer Selbstbehandlung, nicht mehr als zwei Mittel »ausprobieren«. Eine fachmännisch geführte und kontrollierte Behandlung mit dem richtigen homöopathischen Mittel vermag auch bei fortgeschrittener Erkrankung oft noch eine antibiotische Behandlung ohne Nachteile zu ersetzen.

Kinder mit wiederholten Mandelentzündungen sollten nicht immer nur jeweils mit dem homöopathischen Akutmittel, sondern konstitutionell behandelt werden.

Folgende Symptome und Begleitumstände können Hinweise auf das richtige Arzneimittel geben: Trockenheit, Kratzen, Schmerzen beim Schlucken oder andauernde Halsschmerzen, Stechen oder Splittergefühl im Hals, Kloßgefühl, Druckschmerz von außen, Lymphknotenschwellungen, Brechreiz, Verbesserung oder Verschlechterung durch kalte oder warme Getränke und nicht zuletzt die Seitenbezüge links oder rechts oder von einer Seite auf die andere wechselnd.

Aconitum (Sturmhut) D6 bis D30. Dosierung: 5 Globuli. Gut geeignet ist auch C30. Dosierung: 2 Globuli, eine Gabe.
Die Halsbeschwerden setzen plötzlich ein mit Halskratzen und Rauheit. Die Zunge ist belegt. Möglicherweise tritt inneres Frieren oder Schüttelfrost auf. Es besteht ein allgemeines Krankheitsgefühl als Hinweis auf eine heraufziehende Grippe oder Allgemeinerkrankung. Unruhe und Ängstlichkeit können vorhanden sein. Ihr Kind hat das Verlangen, kaltes Wasser zu trinken. Oft sind die Halsschmerzen eine Folge von trocken-kaltem Wind oder Zugluft.

Belladonna (Tollkirsche) D6, D12. Dosierung siehe S. 14.
Belladonna ist ein sehr häufiges Mittel bei Hals- und Rachenentzündungen bei Kindern. Die Halsschmerzen entstehen rasch, es entwickelt sich eine kräftig leuchtende rote Verfärbung der Gaumensegel oder Mandeln. Bei Fortschreiten der Erkrankung mit Temperaturanstieg kommt es auch zur Rötung des feucht-heißen Gesichts, zu glänzenden Augen, einem klopfenden Puls sowie all-

gemeiner Unruhe. Bei jedem Schlucken treten Schmerzen auf. Möglicherweise besteht dennoch das Bedürfnis, immer wieder zu schlucken. Ihr Kind hat eine Abneigung gegen Essen und will eher etwas trinken. Äußere und innere Wärme bessern die Beschwerden. Auslösend für eine Belladonna-Erkrankung kann eine feucht-kalte Witterung sein.

Apis mellifica (Bienengift) D6, D12. Dosierung siehe S. 14.
Dieses Mittel ist deutlich seltener erforderlich als Belladonna und bei einer Mandelentzündung nicht so leicht von diesem zu unterscheiden. Hier sieht man eine stärker blass-hellrote Verfärbung, kombiniert mit einer prallen, ödemartigen Aufschwellung der Mandeln und des Zäpfchens. Der Mund ist trocken, trotzdem möchte Ihr Kind nichts trinken. Im Gegensatz zu Belladonna werden Kühlung und kalte Getränke als bessernd, Wärme, Druck und Berührung als unangenehm empfunden.

Scharlach
Einen Spezialfall der Mandelentzündung stellt der Scharlach dar. Es handelt sich hierbei um eine Infektion mit ß-hämolysierenden Streptokokken der Gruppe A, welche durch einen Abstrich von den Mandeln nachgewiesen werden können.
Es bestehen Halsschmerzen, tiefrote Mandeln oder Gaumenbögen, eine belegte Zunge, eventuell das Bild der so genannten Himbeerzunge, Fieber meist zwischen 38,5 °C und 39 °C und möglicherweise ein feiner, dichter, klein gepunkteter roter Ausschlag im Bereich der Leisten und des Bauches.
Am häufigsten gegeben wird Belladonna, falls nicht durch die Symptomatik einmal ein anderes Mittel angezeigt erscheint. Am besten gibt man nach Diagnosestellung Hochpotenzen, z. B. C200 oder C1000, 2 Globuli.

Achtung: Die Diagnosestellung, Behandlung und Kontrolle eines Scharlachs ist nicht für die Laienbehandlung geeignet! Etwa sechs Wochen nach einer ausgeheilten Scharlacherkrankung empfiehlt sich beim Kinderarzt eine Kontrolluntersuchung, einschließlich Urin und EKG, um Folgeerkrankungen an Nieren, Herz und ein rheumatisches Fieber sicher auszuschließen.
Eine Prophylaxe bei noch gesunden Kontaktpersonen kann man mit der einmaligen Gabe von Belladonna C200 oder der Nosode Scarlatinum C1000 versuchen.

Mercurius solubilis (Quecksilber, Hg) D12. Dosierung siehe S. 14.
Im Rachen kann man Auflagerungen in Form weißer Stippchen auf den geröteten Mandeln erkennen. Diese Stippchen stellen, solange sie rein weiß sind, noch keinen Eiter dar, sondern nur ein Sekret, welches von den Mandeln abgesondert wird. Weitere Hinweise für die Anwendung von Mercurius sind: unangenehmer Mundgeruch, metallischer Geschmack im Mund, Eindrücke von Zähnen auf der Zunge, Entzündung des Zahnfleischs. Eine allgemeine Verschlimmerung erfolgt während der Nacht mit Unruhe, Schmerzen, Fieber, Schwitzen und Speichelfluss aus dem Mund. Zwei bis drei dieser typischen Mercurius-Symptome sollten deutlich vorhanden sein, wenn Sie das Mittel geben, sonst hilft eher Belladonna.

Hepar sulphuris (Kalkschwefelleber) D12, D30.
Dosierung siehe S. 14.
C1000. Dosierung: 2 Globuli als Einzelgabe.
Dieses Mittel wird bei einer fortgeschrittenen, eitrigen Mandelentzündung notwendig, hier enden die Möglichkeiten Ihrer Selbstbehandlung. Hepar sulphuris ist besser zu erkennen als Mercurius. Auf den Mandeln haben sich schmutziggelbe, übel riechende, eitrige Beläge gebildet. Beim Schlucken klagt Ihr Kind über ein Gefühl wie von einem Splitter, einer Gräte oder einem Kloß im Hals. Es hat stechende Schmerzen und wirkt deutlich schwer krank. Ihr Kind hat Fieber und schmerzhaft geschwollene Lymphdrüsen am Mundboden oder Hals. Kälte in jeder Form wirkt verschlimmernd, Wärme in jeder Form wird als angenehm empfunden. Wenn die homöopathische Behandlung hier nicht unverzüglich greift, muss antibiotisch therapiert werden, damit sich kein Mandelabszess bildet.

Im Folgenden finden Sie noch einige Mittel, bei denen die Seite des Schmerzes oder der Entzündung eine Rolle spielen kann:

Lycopodium clavatum (Bärlapp) D6, D12. Dosierung siehe S. 14.
Dieses Mittel ist oft richtig, wenn entweder nur die rechte Seite befallen ist oder die Entzündung rechts beginnt und dann nach links wandert. Typisch für Lycopodium ist, dass ein kaltes Getränk den Halsschmerz verschlimmert, ein warmes ihn dagegen bessert.

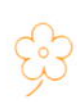

Lachesis muta (Buschmeisterschlange) D6, D12.
Dosierung siehe S. 14.
Die Halsschmerzen und Mandelbeläge sind auf der linken Seite lokalisiert oder wandern von links nach rechts. Die Farbe der Mandeln ist dunkel- bis blaurot. Der Hals wirkt durch die Entzündung eingeengt, Ihr Kind hat das Gefühl, als ob ein Fremdkörper, wie ein Kloß oder ein Krümel, darin stecken würde. Das Schlucken von Flüssigkeiten bereitet Schwierigkeiten. Kragen und Schals werden als sehr unangenehm empfunden oder verweigert. Kühlung und kalte Getränke sind willkommen.

Lac caninum (Hundemilch) D6, D12. Dosierung siehe S. 14.
Dieses Mittel ist angezeigt, wenn Halsschmerzen und Mandelbeläge wiederholt die Seiten wechseln; sie können zwischen rechts und links hin- und herspringen.

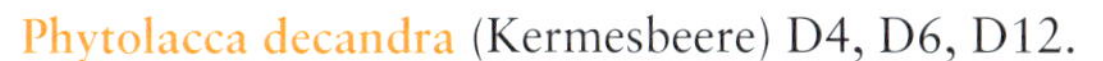

Phytolacca decandra (Kermesbeere) D4, D6, D12.
Dosierung siehe S. 14.
Dieses Mittel ist bei einer Mandelentzündung in allen Stadien geeignet. Das charakteristische Symptom dabei ist, dass der Halsschmerz bis hin zum Ohr ausstrahlt, und zwar besonders beim Schlucken.

Herpangina

Dabei handelt es sich um eine Infektion nicht durch Herpes-Viren, wie der Name vermuten ließe, sondern durch Coxsackie-A-Viren. Auffallend sind kleine, graue Bläschen mit rotem Rand an Gaumen, Zungenbändchen und Mandeln. Diese Bläschen können sich über die Finger um Mund und Nase und auf Gesicht, Kopf, Händen und Füßen ausbreiten. Man spricht dann von der Hand-Fuß-Mund-Krankheit.
Diese mit dem Fachausdruck *Impetigo contagiosa* bezeichnete, ansteckende Hauterkrankung bei Kindern entwickelt schmerzhafte, nässende Bläschen und Schorfe. Es bilden sich ineinander übergehende flüssigkeitsgefüllte, juckende, eitrig-schmierende Bläschen. Sie platzen auf oder werden aufgekratzt und bilden Krusten.

Treten die Bläschen auch *außerhalb des Mundes* auf, kann man mit folgenden Mitteln arbeiten:

Antimonium crudum (Schwarzer Spießglanz) D12, D30, C30. Dosierung siehe S. 14.
Antimonium ist das spezifische Mittel gegen die Hand-Fuß-Mund-Krankheit. Es bilden sich dichte Krusten, und sie beginnen zu schmieren. Es besteht ein Juckreiz, der in der Wärme stärker ist. Die Ausbreitung erfolgt um Mund, Nase, Augen und Ohren.

Rhus toxicodendron (Giftsumach) D6. Dosierung siehe S. 14.
Auffallend sind einzelne Bläschen, die sich zunehmend gruppieren und auf gerötetem Untergrund durchschimmernd wirken. Ihr Kind klagt über einen brennender Juckreiz.

Mezereum (Seidelbast) D6, D12. Dosierung siehe S. 14.
Es bilden sich dicke Borken und Krusten, aus denen schmerzhafte Geschwüre werden, unter denen Eitergeschmier entsteht.

Kalium bichromicum D6. Dosierung siehe S. 14.
Das Erscheinungsbild ähnelt Mezereum, doch die Geschwüre sind noch schlimmer, blutig und wirken wie ausgestanzt.

Graphites (Reißblei) D12. Dosierung siehe S. 14.
Es bilden sich Hautrisse und Schrunden, mit typischerweise starker, honiggelber Absonderung.

Vinca minor (Immergrün) D6, D12. Dosierung siehe S. 14.
Dieses Mittel ist angezeigt, wenn die Kopfhaut mit einbezogen ist und die Haare verfilzt sind.

Viola tricolor (Stiefmütterchen) D6, D12, D30. Dosierung siehe S. 14.
Dicke gelbe Krusten entstehen besonders an den Wangen und im Gesicht. Ihr Kind leidet unter Jucken und Brennen, das sich nachts verschlimmert.

Hepar sulphuris (Kalkschwefelleber) D6. Dosierung siehe S. 14.
Auffallend sind übel riechende, eitrige, schmierige Krusten. Ihr Kind klagt über stechende Schmerzen und ist kälteempfindlich.

Herpes-, Fieber- oder Lippenbläschen

Mit dem Herpes-Virus HSV1 sind nahezu alle Menschen infiziert, die Erstinfektion erfolgt in aller Regel schon im Kindesalter, oft unbemerkt. Bei manchen Kindern bricht die Infektion danach kaum noch aus, andere leiden immer wieder an den Bläschen. Wenn Fieber- bzw. Herpesbläschen immer wieder auftreten, sind sie Ausdruck einer spezifischen Abwehrschwäche gegenüber den Herpes-Viren. Dann ist eine konstitutionelle Behandlung der Lippenbläschen angezeigt. Im Akutfall können homöopathische Globuli die Abheilung beschleunigen und die unterdrückende Behandlung mit Anti-Virusmitteln ersetzen. Siehe auch »Herpesförmige Hautausschläge«, S. 90f.

Mezereum (Seidelbast) ab D4. Dosierung siehe S. 14.
Die Hautbläschen nässen und brennen. Die Beschwerden verschlimmern sich nachts.

Rhus toxicodendron (Giftsumach) ab D6. Dosierung siehe S. 14.
Dieses Mittel ist geeignet, wenn sich das typische Bild von beieinander stehenden kleinen, juckenden, nässenden und schließlich verkrustenden Bläschen zeigt.

Mittelohrentzündungen siehe Seite 73ff.

Mundaphten siehe Seite 77f.

Mundfäule siehe Seite 77f.

Mundsoor

Der Mundsoor wird durch Hefepilze (Candida albicans) hervorgerufen und ist meist Ausdruck einer vorübergehenden Abwehrschwäche. Er zeigt sich hauptsächlich bei Säuglingen als milchweiße, dünnere oder dickere, nicht abwischbare Beläge in den Backen und auf der Zunge. Die hier genannten Mittel bringen häufig eine rasche Besserung.

Borax (Natriumborat) D6. Dosierung: 3–5 Globuli mehrmals täglich im Mund zergehen lassen.

Ihr Kind hat schneeweiße, milchige, fest haftende Beläge auf der Mundschleimhaut. Manchmal liegt gleichzeitig ein Befall des Darmes mit dem Hefepilz vor, welcher einen roten Ausschlag in der Umgebung des Afters verursachen kann. Siehe auch »Windelausschläge und Soor«, S. 26.

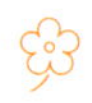

Allium sativa (Knoblauch) D2. Dosierung: stündlich 1 Tablette aufgelöst in den Mund geben.
Man kann es auch mit dem Inhalt von Knoblauchkapseln, mit dem die Mundschleimhaut benetzt wird, versuchen.

Arum tryphyllum (Zehrwurzel) D12. Dosierung siehe S. 14.
Dieses Mittel hilft im fortgeschrittenen Stadium mit ausgedehntem Befall des ganzen Mundes bis in die Mundwinkel und stärkerer lokaler Reizung mit Schwellung, auch wenn schon eine Rötung und Blutung der Mundschleimhaut bestehen.

Zur Unterstützung
Unterstützend kann man mit folgender Mischung mehrmals täglich den Mund spülen:
1/2 Glas Wasser + 1 Teelöffel Speiseöl + 1 Teelöffel Zitronensaft + etwas Salz

Nasenbluten

Bei manchen Kindern kommt es häufig spontan zu Nasenbluten, was auch auf die Eltern sehr beängstigend wirken kann, da meist keine erkennbare Ursache vorliegt. Der Grund sind oft erweiterte und dünne Gefäße an der Nasenscheidewand, welche leicht aufplatzen. Die von Hals-Nasen-Ohren-Ärzten immer wieder empfohlene Verätzung dieser Gefäße ist nur von begrenzter Dauer wirksam. Wesentlich unkomplizierter lässt sich das Nasenbluten homöopathisch behandeln.

Die folgenden Mittel gehören zu den allgemeinen Blutungsmitteln. Man gibt sie nicht nur bei Nasenbluten, sondern auch bei jeder längeren Blutung aus anderer Ursache, z. B. nach stark blutenden Verletzungen und Operationen.

Phosphorus (Phosphor) und **Ferrum phosphoricum** (Eisenphosphat) in D12, D30, C30, C200. Dosierung siehe S. 14.
Dies sind bewährte Mittel für das Nasenbluten, wenn es spontan oder beim Schnäuzen auftritt. Das Blut ist hellrot. Phosphorus wird auch gegeben, wenn nach einer Verletzung oder Operation durch die Gabe von Arnica die Blutung nicht aufhört.

Carbo vegetabilis (Holzkohle) D12, D30 und **Hamamelis virginiana** (Zauberstrauch) Urtinktur bis D6. Dosierung siehe S. 14.
Beide sind Mittel für Blutungen aus venösen Stauungen; das Blut sickert dabei sehr dunkel aus der Nase. Dies kommt bei erhöhtem Kopfdruck vor, z.B. beim Stuhlpressen.

Arnica montana (Bergwohlverleih) D12. Dosierung siehe S. 14.
Dieses Mittel gibt man als Erstes nach einem Schlag oder Sturz auf die Nase und bei allen anderen Verletzungen mit Blutung.

Sofortmaßnahme bei Nasenbluten
Drücken Sie (oder Ihr Kind selbst) die Nasenflügel zusammen und legen Sie gleichzeitig einen eiskalten Waschlappen in den Nacken. Durch den mechanischen Druck, kombiniert mit dem Kälteschock im Nacken, ziehen sich die Gefäße schnell wieder zusammen, und die Blutung hört auf. Lassen Sie Ihr Kind auf keinen Fall nach vorn gebeugt aus der Nase heraus oder mit nach hinten gelegtem Kopf rückwärts in den Rachen bluten!

Ohrenschmerzen und Mittelohrentzündungen

Auslöser für Mittelohrentzündungen sind manchmal kalte Luft, Wind, Wasser, Luftdruckschwankungen bei Fahrten ins Gebirge oder im Flugzeug; meist jedoch sind sie Folge einer Einschwemmung von Erregern über die Blutbahn ins Mittelohr im Rahmen einer Virusinfektion. Mit homöopathischen Akutmitteln lässt sich die Entzündung mit ihren unangenehmen Schmerzen und der Beeinträchtigung des Allgemeinbefindens gut beeinflussen. Die genaue Beobachtung der Symptome führt zur Wahl des passenden Mittels. Am Ende einer Mittelohrentzündung sollten Sie immer den Kinderarzt nachschauen lassen, ob sie auch vollständig abgeheilt ist!

Wichtige Fragen bei Ohrenschmerzen

- Wie und wie schnell ist es zu der Ohrenentzündung gekommen?
- Welche Seite ist betroffen? Fasst das Kind ans Ohr, oder bohrt es darin und auf welcher Seite?
- Ist die Umgebung des Ohres schmerzhaft oder der Druck auf den Ohrknorpel vor dem Gehörgang?
- Wohin strahlen die Schmerzen aus?
- Besteht ein Ausfluss aus dem Ohr?
- Ist das Hören beeinträchtigt?
- Welche sonstigen Begleitsymptome gibt es: Fieber, allgemeine Störungen?
- Wie stark leidet das Kind, wie reagiert und verhält es sich, seitdem es erkrankt ist?

Die Ohrenschmerzen sind heftig und haben sich plötzlich oder innerhalb kurzer Zeit entwickelt:

Aconitum (Sturmhut) D6 bis D30. Dosierung siehe S. 14.
Gut geeignet ist auch C30. Dosierung: 2 Globuli, eine Gabe. Aconitum ist als wichtiges Sofortmittel bei den ersten Anzeichen von plötzlichen Ohrenschmerzen bestens geeignet. Ihr Kind weint oder schreit plötzlich, es ist verstört und aufgeregt und fasst ans Ohr. Wenn man Aconitum rasch genug gibt, kann es die Schmerzen in kürzester Zeit beseitigen. Besonders wirksam ist es bei Ohrenschmerzen, die nach kalter Luft oder Wind aufgetreten sind.

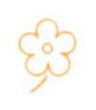

Belladonna (Tollkirsche) D6, D12. Dosierung siehe S. 14.
Die Ohrenschmerzen entstehen rasch und heftig. Sie werden als pulsierend oder klopfend empfunden. Das Ohr ist druck- und geräuschempfindlich. Ihr Kind schreit plötzlich auf und streckt den Körper durch. Oft tritt Fieber auf, wobei der Kopf gerötet ist. Belladonna ist ein häufiges Folgemittel von Aconitum.

Chamomilla (Kamille) D6, D12. Dosierung siehe S. 14.
Es besteht eine hoch akute, meist einseitige Ohrenentzündung. Die Beschwerden sind ähnlich wie bei Belladonna, es bestehen aber unerträgliche Schmerzen, vor allem nachts. Ihr Kind ist außer sich und tobt vor Schmerz. Es möchte am Ohr nicht berührt oder gar unter-

sucht werden und beruhigt sich höchstens auf Ihrem Arm. Frische oder kalte Luft am Ohr wird nicht vertragen; Ihr Kind verlangt nach Wärme und möchte das Ohr bedecken. Bei Fieber kann eine Backe rot sein, die andere blass. Chamomilla ist auch ein gutes Mittel, wenn Ohrenschmerzen gleichzeitig mit Zahnschmerzen bestehen.

Die Ohrenschmerzen haben sich allmählich, oft aus einem bestehenden Infekt heraus, entwickelt:

Dulcamara (Bittersüß) D12, D30. Dosierung siehe S. 14.
Die Ohrenschmerzen treten nach feuchtkalter Witterung oder Durchnässung, nach Baden oder Regennässe auf. Zeigt das Mittel keine Wirkung, lässt man eines der anderen folgen.

Ferrum phosphoricum (Eisenphosphat) D12. Dosierung siehe S. 14.
Im Verlauf einer Erkältung, nach Husten und Schnupfen, auch nach Kälte oder Wind entwickelt sich allmählich eine Ohrenentzündung und bleibt im ersten Stadium, d. h. mit leichten Ohrenschmerzen, Trommelfellrötung, allgemeiner Schwäche, leichtem Fieber und weichem Puls, bestehen. Ihr Kind verhält sich ruhiger als sonst, ist aber relativ zufrieden. Sein Gesicht ist manchmal blass, manchmal fleckig gerötet. Es hat normalen Hunger und Durst; manchmal klagt es über Übelkeit, wenn es zu viel gegessen hat.

Lesen Sie Weiteres zu den hier genannten Akutmitteln bitte im Kapitel »Wichtige Fiebermittel« nach.

Pulsatilla pratensis (Wiesenküchenschelle) D6, D12.
Dosierung siehe S. 14.
Die Ohrenschmerzen beginnen ebenfalls oft aus einer Erkältung heraus. Das Kind weint und jammert wegen der Schmerzen, kann aber gleich darauf wieder lächeln, während die Tränen noch die Wangen herunter laufen. Das Kind braucht nur Zuspruch durch ein paar tröstende Worte. Zu viel Wärme kann unangenehm werden. Pulsatilla ist das Hauptmittel für die einseitig linke Mittel-

ohrentzündung sowie für die Otitis bei Masern. Auf der erkrankten Seite hört Ihr Kind schlechter. Wenn das Trommelfell unter dem Druck im Mittelohr reißt, kann ein dicker milder, meist gelblicher bis grüngelblicher Ohrausfluss austreten. So verschafft sich das Ohr eine Entlastung auf natürlichem Wege. Sicherheitshalber lassen Sie aber den Kinder- oder HNO-Arzt das kranke Ohr kontrollieren.

Mercurius solubilis (Quecksilber) D12. Dosierung siehe S. 14. Während Pulsatilla ein Hauptmittel für die linksseitige Trommelfellentzündung darstellt, ist es Mercurius für die rechte Seite. Alle Beschwerden sind aber eher heftiger und stärker ausgeprägt. So kann ebenfalls ein gelblicher Ausfluss auftreten. Dieser ist aber sehr übel riechend, wundmachend und eventuell blutig. Nachts und im warmen Bett ist alles schlimmer. Ihr Kind schwitzt nachts, es ist unruhig, wirft sich leidend hin und her, seine Stimmungslage ist misstrauisch und verzweifelt.

Zwiebelsäckchen bei Ohrenschmerzen

Sie sind ein erprobtes, gut wirksames Hausmittel zur Linderung der Beschwerden. Ihr Kind legt sich auf das gesunde Ohr, so dass das kranke Ohr nach oben zeigt. Hacken Sie Zwiebeln zu kleinen Schnitzeln, zerdrücken Sie sie gut und verteilen sie kalt auf ein dünnes Taschentuch. Das Taschentuch wird zusammengefaltet und als Kompresse auf das kranke Ohr gelegt. Darüber kann man einen trockenen Wollschal binden oder eine Mütze aufsetzen, die beide Ohren bedeckt. Durch die ätherischen Öle, die sich aus dem Taschentuch in das kranke Ohr senken, wird der Schmerz gedämpft.

Vergrößerte Rachenmandeln, Adenoide oder Polypen und damit verbundene Katarrhe der eustachischen Röhre, Ergüsse im Mittelohr mit Störungen des Gehörs.

Diese Erkrankungen sind bei Kindern bis ins Schulalter häufig. Schnelle Lösungen gibt es dabei mit der Homöopathie nicht, denn dies sind konstitutionelle und chronische Phänomene, die fachmännisch mit klassischer Homöopathie behandelt werden.

Schnupfen, siehe S. 46ff.

Zahnfleischentzündung, Mundaphthen, Mundfäule

Die Entzündung der Mundschleimhaut durch Viren ist wesentlich unangenehmer als der Mundsoor und kann beim Essen und Trinken so starke Schmerzen verursachen, dass Ihr Kind die Nahrung verweigert. Es sind vor allem die Herpes simplex 1-Viren, die hier ihr Unwesen treiben. Diese Erkrankung dauert beinahe immer knapp eine Woche lang und ist mit diversen Behandlungsbemühungen meist nicht schneller wegzubekommen. Stellvertretend für viele mögliche homöopathische Mittel seien hier lediglich zwei genannt. Wenn Ihr Kind sehr leidet, behandeln Sie es bitte nicht selbstständig.

Für den Befall der *Schleimhaut* bieten sich folgende Mittel an:

Borax (Natriumborat) D6. Dosierung: 3–5 Globuli mehrmals täglich im Mund zergehen lassen.
Das Mittel ist für das Anfangsstadium mit weißen Aphten geeignet.

Mercurius solubilis (Quecksilber) ab D12. Dosierung siehe S. 14.
Es besteht eine deutliche Entzündungsreaktion an der Wangenschleimhaut und am Zahnfleisch mit einer Rötung und Schwellung um die Aphten herum. Ihr Kind klagt über Schmerzen beim Essen und Trinken. Als Begleitsymptome sind Speichelfluss, Fieber, Schwitzen, Zahneindrücke in der Zunge und Lymphknotenschwellungen zu beobachten.

Unterstützende Maßnahmen

Geben Sie Ihrem Kind in der Krankheitsphase hauptsächlich flüssige, pürierte oder breiige Kost, da Festes noch mehr Schmerzen bereitet.
Zur Unterstützung hat sich in der Praxis folgende begleitende Behandlung bewährt: Immer wieder einige Globuli Echinacea (siehe S. 87) in den Mund legen und die Aphten mit Puderzucker betupfen oder bestäuben. Manchmal ist die Anwendung lokaler schmerzstillender Mundsalben notwendig.

Zahnschmerzen

Bei Kindern sind Zahnschmerzen keine Seltenheit. Ihre Ursache kann erst vom Zahnarzt richtig abgeklärt werden. Für eine vorläufige Schmerzbekämpfung im Akutfall kommen u.a. folgende Mittel in Frage:

Chamomilla (Kamille) D12, D30 oder C30 bis C200. Dosierung siehe S. 14.
Ihr Kind klagt über unerträgliche Zahnschmerzen, besonders beim Beißen. Die Zähne reagieren empfindlich auf kalt und warm. Die Backe kann dabei dick sein.

Colocynthis (Koloquinte) D12. Dosierung siehe S. 14.
Es treten ziehende, eventuell auch pulsierende Schmerzen auf, die von einer Entzündung des Nervenkanals ausgehen.

Zahnverletzungen

Kinder schlagen sich beim Spielen und Toben leicht einmal die Zähne an. Dadurch kann es zu Blutungen am Zahnfleisch und zur Lockerung eines Zahns kommen. Neben dem Besuch beim Zahnarzt kann auch unterstützend homöopathisch therapiert werden. Das Hauptmittel für diese Fälle (Milch- oder bleibender Zahn) ist:

Arnica montana (Bergwohlverleih) am besten D30 oder C 30 bis C200. Dosierung: sofort eine Gabe.
Der Homöopath entscheidet, ob eine Wiederholung oder ein anderes Mittel erforderlich ist.

Hypericum (Johanniskraut) C200. Dosierung siehe S. 14.
Wenn sich nach einer Prellung der Zahn dunkel verfärbt, ist Hypericum das passende Mittel. Meist bekommt der Zahn nach einiger Zeit seine alte Farbe zurück und ist gerettet. Gegebenenfalls kann die Einnahme nach ein paar Wochen wiederholt werden.

Zahnungsprobleme siehe S. 27.

Fieberhafte Infekte

Erkältungen und Infekte sind im Kleinkindalter die häufigsten Störungen der Gesundheit. Wenn beim Baby die noch von der Mutter übernommene Grundausstattung passiver Abwehrstoffe gegen Infekte, der »mütterliche Nestschutz«, allmählich nachlässt, muss sich im jungen Organismus eine eigene Immunität in der Auseinandersetzung mit den verschiedensten Keimen erst langsam aufbauen. Diese wichtige Entwicklungsphase zieht sich bis zu Beginn des Schulalters hin. Bis zu acht leichtere Virusinfekte pro Jahr mit Schnupfen und Husten, auch mit Temperaturerhöhung, sind in dieser Zeit, besonders nach dem Eintritt in den Kindergarten, noch normal. Lediglich gehäufte oder lang dauernde, schwere bakterielle Erkrankungen, wie Lungenentzündungen, Magen-Darm- und Harnwegsinfekte, eitrige Mandel- oder Ohrenentzündungen, sollten für Sie Anlass sein, Ihr Kind beim Kinderarzt auf eine echte Immunmangelkrankheit untersuchen zu lassen. In der täglichen Praxis sieht man immer wieder, dass konstitutionell behandelte Kinder zwar nicht völlig frei von jeglichen infektiösen Reaktionen sind – das wäre nicht einmal wünschenswert – aber wesentlich seltener und weniger schwer an den allgemein üblichen grippalen Infekten leiden.

Fieber – eine wichtige Abwehrreaktion

Die normale Körpertemperatur liegt bei Kindern zwischen 36,5 °C und 37,5 °C. Eine deutliche Erhöhung der normalen Körpertemperatur über 38,5 °C, im After gemessen, ist einer der häufigsten Gründe, weswegen sich Eltern an den Arzt wenden. Meist entsteht Fieber im Zusammenhang mit einer Abwehrreaktion des Organismus gegen eine Infektion mit Viren oder Bakterien. Die Höhe des Fiebers sagt zunächst nichts darüber aus, wie schwer Ihr Kind erkrankt ist, lässt aber manchmal die Art des Infekts vermuten: Fieber über 39,5 °C bis (über) 40 °C ist typisch für die meist hoch fieberhaften, aber in der Regel nicht gefährlichen Virusinfekte, Temperaturen um 38,5 °C kennzeichnen oft bakterielle Infekte, vor denen man mehr Respekt haben sollte. Eine ärztliche Abklärung der möglichen Ursachen ist wichtig, denn es müssen unbedingt lokale Infekte ausgeschlossen werden. !

Was tun bei Fieber?

Wenn Ihr Kind fiebert, kontrollieren Sie bitte den Temperaturverlauf in kürzeren Abständen, weil eine Einschätzung der Körpertemperatur durch Befühlen der Haut bei kleineren Kindern sehr unzuverlässig ist. Bis zu einer Temperatur von 39,5 °C ist in der Regel keine Fiebersenkung erforderlich, die gesunde Abwehrreaktion sollte nicht gestört werden. Eine Ausnahme stellen lediglich Kinder dar, die schon einmal einen Fieberkrampf hatten; bei ihnen wird man eher bemüht sein, einen schnellen Anstieg zu verhindern. Steigt das Fieber Ihres Kindes auf 39,5 °C oder darüber, können Sie noch vor dem Einsatz von fiebersenkenden Medikamenten versuchen, mit Wadenwickeln ein weiteres Ansteigen der Körpertemperatur zu verhindern. Wichtig ist außerdem, dass Sie Ihrem fiebernden Kind immer wieder kühlende Getränke geben. Ihr Kind kann, außer bei Brechdurchfall (siehe »Magen-Darm-Diätplan«, S. 100), die Getränke bekommen, die es gerne möchte.

Wie wird Fieber gemessen?

Bei Kindern sollte man die Körpertemperatur immer im After messen, und zwar mit einem Quecksilberthermometer mindestens vier Minuten lang und mit einem elektronischen Thermometer, bis die Anzeige das Ende der Messung anzeigt. Elektronische Thermometer werden meist als angenehmer empfunden, die Messung dauert kürzer. Andere Messmethoden, wie Messungen im Ohr oder mit einem Streifenthermometer an der Stirn, sind viel zu ungenau.

Fieberhafte Virusinfekte

Das Fieber als solches ist eine gesunde und nützliche Reaktion und braucht bei den meisten Kindern zunächst nicht behandelt zu werden, solange es unter 39,5 °C bleibt. Ist neben allgemeinen Symptomen mehr oder weniger das Fieber selbst das Hauptsymptom, liegt meist ein Infekt vor, der durch Erkältungsviren entstanden ist, besonders dann, wenn das Kind schnell hohes Fieber bekommt. Hierbei handelt es sich meist um die häufigen, so genannten banalen oder grippalen Infekte, seltener um die gefürchtete Erkrankung an echter Virusgrippe (Influenza), die einen deutlich schwereren Verlauf nehmen kann.

Fiebersenkung durch Wadenwickel
Ein Stofflappen wird mit Wasser getränkt, welches einige Grad kühler ist als die gemessene Körpertemperatur Ihres Kindes. Eventuell kann man etwas Essig zusetzen. Der feuchte Lappen wird um beide Handgelenke (Pulswickel) oder beide Waden (Wadenwickel) gelegt und mit einem trockenen Handtuch umwickelt. Nach zehn Minuten Anwendung wird die Temperatur kontrolliert und gegebenenfalls der Wickel erneuert.

Diese fieberhaften Virusinfekte stellen ein komplexes Geschehen dar, das sich auf verschiedenen Ebenen des Organismus äußert. Bei der Suche nach dem erforderlichen homöopathischen Mittel wird man sich an den Symptomen orientieren, die aktuell im Vordergrund stehen, d.h. die Ihr Kind am meisten belasten. Allein anhand der genau beobachteten Symptome und Umstände, die das Fieber begleiten, sowie aus den Reaktionen und dem Verhalten Ihres Kindes lässt sich dann ein passendes homöopathisches Mittel finden.

Als wirksame Fiebermittel haben sich bewährt:

Aconitum (Sturmhut) D6 bis D30. Gut geeignet ist auch als Start eine Gabe C30 in der Dosierung 2 Globuli.
Aconitum ist ein »stürmisches« und »heftiges« Mittel, das gleich bei Auftreten der ersten Beschwerden empfehlenswert ist, auch wenn diese noch nicht ganz eindeutig oder deutlich lokalisierbar sind, d.h. bei allem, was plötzlich und überraschend als allgemeine Vorboten eines grippalen Infektes eintritt. Das können z.B. plötzliches Frieren, Schüttelfrost, eine Gänsehaut, Niesattacken, Kopfschmerzen, Durchfall usw. sein. Ihr Kind ist unruhig oder gereizt. Mögliche auslösende Ursachen sind Unterkühlung bei trockener Kälte, Luftzug, Nordostwind, Sturm, plötzlicher Wetterwechsel, aber auch Gewitter, Föhn und Sonnenbelastung. Schreck, Angst und Panik sind typisch. Das Kind ist unruhig und ängstlich. Der Puls kann hart und klopfend sein, die Haut beginnt im ansteigenden Fieber warm zu werden, ist aber noch ohne merkliches Schwitzen. Aconitum wird in der Regel nur einmal gegeben. Bessert sich das Bild nicht und schreitet die Erkrankung fort, lässt man ein anderes Mittel folgen, auf welches die Symptome passen, die dann aktuell bestehen.

Wie schnell sollte eine Besserung nach einer homöopathischen Einnahme eintreten?
Die Wirkung eines richtig gewählten Mittels sollte sich sehr rasch einstellen; das bedeutet, dass spätestens nach einer halben Stunde Fieber, Schmerzen und Allgemeinzustand eine klar erkennbare Besserungstendenz aufweisen sollten. Auf keinen Fall sollten mehr als zwei vergebliche Selbstbehandlungsversuche unternommen werden. Wenn innerhalb von insgesamt zwei Stunden keine Besserung erzielt werden kann, muss in jedem Fall therapeutische Hilfe herangezogen werden!

Belladonna (Tollkirsche) D6, D12, D30. Dosierung siehe S. 14.
Belladonna ist das häufigste Fiebermittel bei Kindern. Typisch ist eine rasche Fieberentwicklung, bevorzugt in der Zeit von nachmittags bis abends. Der Körper sowie der Kopf sind heiß, die Hände und Füße können dabei kühl sein. Die Gesichtshaut ist schwitzig-feucht und gerötet, die Augen wirken durch erweiterte Pupillen groß und glänzend. Der Puls schlägt kräftig. Kopf- und Halsschmerzen können Begleitsymptome sein. Ihr Kind ist möglicherweise unruhig, aufgeregt und gereizt. Berührungen, Kopfbewegungen und Erschütterungen werden als unangenehm empfunden. Bei steigenden Temperaturen können auch Benommenheit, Verwirrung bis hin zu Fieberfantasien auftreten. Ein Belladonna-Zustand entsteht gern bei nasskalter Witterung, z. B. bei Schneematsch oder Tauwetter, aber auch bei zu starker Sonneneinwirkung. Ruhe, Liegen, Dehnen, Strecken und Wärme tun gut.

Eupatorium perfoliatum (Wasserhanf) D6, D12, D30.
Dosierung siehe S. 14.
Dieses Mittel hat viele gemeinsame Symptome mit Belladonna, z.B. das plötzliche Auftreten des Fiebers, die Auslösung durch feuchtkalte Witterung, das rote Gesicht, Schwitzen, Kopf- und Halsschmerzen und die Besserung durch Ruhe und Liegen. Ähnlich wie bei Belladonna hat Ihr Kind zwar Durst, aber keinen Appetit. Im Unterschied zu Belladonna beginnen die ersten Beschwerden schon am frühen Vormittag, oft gleich nach dem Aufwachen. Außerdem bestehen eine auffallende Schwäche sowie Glieder- und Knochenschmerzen mit dem Gefühl, total zerschlagen und gerädert zu sein.

Mercurius solubilis (Quecksilber) ab D12. Dosierung siehe S. 14.
Der Mercurius-Zustand kann sich aus einem Belladonna-Stadium heraus entwickeln, mit dem er einige Gemeinsamkeiten hat. Seine Besonderheiten sind das starke Absondern eines gelblichen Schweißes, der nicht erleichtert. Starkes Schwitzen tritt vor allem in der Nacht auf. In der Nacht liegt auch die Zeit der größten Verschlimmerung. Die Beschwerden können ebenfalls bei nasskalter Witterung entstehen, besonders bei einem Wechsel von warm zu kalt. Das Kind reagiert empfindlich auf zu kalte, andererseits aber auch auf eine zu warme Umgebung. Weitere Symptome können sein: geschwollene Lymphdrüsen, Speichelfluss, Zungenbeläge, Zahneindrücke in der Zunge, Entzündungen der Mundschleimhaut. Ihr Kind kann unausgeglichen, ungeduldig, gehetzt und reizbar wirken.

Gelsemium sempervirens (Falscher, gelber Jasmin) D6, D12, D30. Dosierung siehe S. 14.
Auslöser der Symptome sind hier starke Wärme oder ein Wetterumschlag von kühl nach warm oder Föhn vor einem Gewitter. Dieses Mittel ist z. B. bei Sommergrippe geeignet, wenn die Symptome passen. Es kommt dabei zu einer eher langsamen und allmählich zunehmenden Entwicklung des Krankheitsbilds. Ihr Kind leidet auffällig an lähmender Schwäche, Trägheit, schweren, lahmen Gliedern, an Zittern und Durchfall. Kopfschmerzen treten auf, und die Oberlider sind schwer. Die Augen können nicht richtig offen gehalten werden (Ptosis). Häufig bestehen auch Sehstörungen und Schwindel. Ihr Kind hat keinen Durst. Frische Luft tut ihm gut. Nach einer Harnentleerung bessern sich Kopfschmerzen und der Allgemeinzustand. Ihr Kind kann voller Angst sein, weil es das Schlimmste erwartet. Es kann keine zusätzliche Aufregung vertragen.

Bryonia (Zaunrübe) D6, D12. Dosierung siehe S. 14.
Auf Bryonia aufmerksam wird man bei Infekten oft durch Schmerzen bei jeder Bewegung oder Brustschmerzen beim Husten. Die Kinder möchten ganz in Ruhe gelassen werden und legen sich genau auf die Stellen, die schmerzen, weil ein fester Druck die Schmerzen bessert. Alle Schleimhäute sind trocken; das Kind möchte trinken.

Rhus toxicodendron (Giftsumach) D12. Dosierung siehe S. 14.
Die Beschwerden für Rhus toxicodendron entstehen infolge einer Kombination von Abkühlung, Durchnässung und Überanstrengung. Dabei entwickeln sich die Symptome eher allmählich im Verlauf eines Tages. Ihr Kind wirkt erschöpft wie nach einer Überanstrengung, es hat schwache, steife, knackende, schmerzhafte Gelenke, besonders wenn sie eine Zeit lang nicht bewegt wurden. Mit zunehmender Bewegung bessern sich die Gelenke wieder. Es können Ausschläge mit kleinen juckenden Bläschen, auch ein Herpes, auftreten. Ihr Kind ist unruhig, es will oft seine Lage verändern. Wenn es sich bewegen kann, geht es ihm besser. Es verlangt nach kalten Getränken, obwohl es allgemein eher die Wärme und Ruhe sucht.

Die Folgen von Kälte, Nässe und Anstrengung im Vergleich
Die Folge von Kälte allein braucht *Aconitum,* die Kombination von Kälte und Nässe *Dulcamara,* und die Einwirkung von Kälte, Nässe und körperlicher Überanstrengung *Rhus toxicodendron.*

Nux vomica (Brechnuss) D6, D12, D30. Dosierung siehe S. 14.
Ihr Kind kann so stark frösteln, dass es selbst bei Fieber zugedeckt werden möchte. Reizbarkeit mit Überempfindlichkeit auf Licht und alle anderen Reize, Gliederschmerzen, Kopfschmerzen, Appetitlosigkeit, Übelkeit, Brechreiz bis zum Erbrechen kennzeichnen diesen bedauernswerten Zustand. Besonders ausgeprägt sind die Beschwerden abends oder frühmorgens. Der Patient sehnt sich nach Ruhe und Wärme. Nux vomica ist auch angezeigt, wenn ein grippaler Infekt durch ungesunde Verschiebungen des normalen Schlaf-Wach-Rhythmus ausgelöst wurde, z.B. wenn Ihr Kind wiederholt zu spät ins Bett gegangen ist.

Pulsatilla (Wiesenküchenschelle) D6, D12, D30.
Dosierung siehe S. 14.
Die Erkältungssymptome von Pulsatilla zeigen sich in gelbem, dickem Schnupfen (siehe S. 48), gelblichem Hustenauswurf (siehe S. 41) und gelben Absonderungen der Augen (siehe S. 56). Ihr Kind

hat keinen Durst, selbst im Fieberstadium nicht, obwohl der Mund trocken ist. An der frischen Luft ist alles besser.
Sehr gut erkennt man Pulsatilla an der besonderen Gemütsverfassung, die sich gerade im akuten Zustand beobachten lässt: Ihr Kind ist wehleidig und sucht Trost, obwohl es ihm so schlecht auch nicht geht. Tränen fließen schnell, genauso schnell lassen sie sich aber auch wieder trocknen, und das Kind beruhigt sich, wenn Sie ihm sagen, dass alles bald wieder besser wird.
Durch ein Zuviel an Wärme verschlechtern sich die Krankheitsbilder bei Pulsatilla. Zusätzlich besteht eine große Empfindlichkeit des Magens, wenn das Kind zu viel Fettes oder zu viel Verschiedenes durcheinander gegessen hat. So etwas kommt typischerweise an Sommerausflügen oder Kindergeburtstagen vor. Bauchschmerzen mit Fieber, Übelkeit, Durchfälle (siehe S. 99ff.) und andere Störungen der Befindlichkeit wechseln schnell, die Schmerzen können an verschiedenen Stellen in Bauch und Körper »herumwandern«. Kühle frische Luft und kalte Anwendungen bessern die Beschwerden.

Sulphur (Schwefel) D6, D12, D30. Dosierung siehe S. 14.
Das Fieber steigt schnell auf hohe Temperaturen. Hitzewellen durchziehen den ganzen Körper, auffallend sind ein heißer Kopf, ein rotes Gesicht, rote Lippen, heiße Hände und speziell nachts heiße Fußsohlen. Die Haut ist trocken-heiß oder schweißig im Bereich von Nacken und Hinterkopf. Alle Absonderungen können unangenehm riechen. Um die Körperöffnungen – Mund, Nase, Augen, Ohren, After – bilden sich leicht Hautrötungen und Entzündungen, oft auch an anderen Stellen den Infekt begleitende Hautausschläge oder Juckreiz. Dabei besteht eher eine Abneigung gegen Waschen. Warme Temperaturen in der Umgebung verschlimmern den Zustand, frische Luft verbessert die Situation. Ihr Kind trinkt dabei gern etwas Kühles.

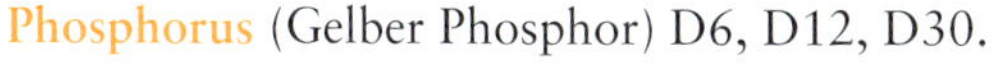

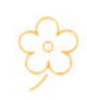

Phosphorus (Gelber Phosphor) D6, D12, D30.
Dosierung siehe S. 14.
Die Erkrankung beginnt mit plötzlicher Erschöpfung, z.B. nach einer Überanstrengung, aber wesentlich rascher als bei Rhus toxicodendron. Auch auf Wetterumsturz und Schneeluft kann Ihr Kind

sofort empfindlich reagieren, Kopfschmerzen bekommen und krank werden. Schwäche, ängstliche Unruhe, Blässe, dunkle Augenringe sind typische Symptome. Halskratzen, Heiserkeit, Husten können dazukommen. Ein Leeregefühl im Kopf geben diejenigen Kinder an, die dies schon äußern können. Das Kind möchte gern etwas Kaltes trinken. Schon nach einem kurzem Ausruhen oder Schlaf geht es ihm auffallend besser. Ein ausgeprägtes Phosphor-Krankheitsbild prädestiniert zu erhöhter Blutungsneigung mit Nasenbluten, blutigem Hustenauswurf, Hautblutungen. Diese sensiblen Kinder sind in der Krankheitsphase oft mutlos und verzweifelt, lassen sich aber durch Anteilnahme, Zuspruch und Hautkontakt, speziell Streicheln oder Massieren, wieder beruhigen.

Ferrum phosphoricum (Eisenphosphat) D12.
Dosierung siehe S. 14.
Die Beschwerden beginnen schleichend und langsam im Verlauf einiger Tage und erreichen nie die Heftigkeit der anderen Mittel. Ihr Kind ist zwar matt, kann sich aber mit ruhigem Zeitvertreib beschäftigen, es »sitzt ruhig im Bett und liest«. Im Gesicht wechselt Blässe mit dem Auftreten rötlicher Flecken wie beim Erröten. Leichtere Kopf-, Hals- und Ohrenschmerzen sind möglich. Obwohl der Infekt durch kalte Luft oder Abkühlung, z. B. nach heißen Tagen, entstanden sein kann, bessern kalte oder kaltnasse Anwendungen die Schmerzen an Kopf, Ohren und Gesicht. Die Phosphor-Komponente kann sich durch Nasenbluten, Zahnfleischbluten und blutigem Husten zeigen. Ihr Kind fragt nach sauren und erfrischenden Speisen und Getränken.

Dulcamara (Bittersüß) D12, D30. Dosierung siehe S. 14.
Die Beschwerden treten als Folge von einem Temperaturwechsel von warm zu kalt oder einem Aufenthalt in Kälte und Nässe, z. B. nach Sitzen im Feuchten, Spielen im Regen oder Herumlaufen im nassen Badeanzug, auf. Dadurch können mannigfache Symptome in vielen Bereichen entstehen: Fieber, Schnupfen, Ohrenschmerzen, Husten, Asthma, Gelenkbeschwerden, Lähmung der Gesichtsnerven, Reizblase, Blasenentzündungen, Durchfall und Hautausschläge. Ihr Kind verlangt nach Süßem und Kühlem.

Arsenicum album (Weißes Arsenik) D6, D12.
Dosierung siehe S. 14.
Arsenicum ist ein weiteres Schwächemittel. Ihr Kind fühlt sich total schwach und erschöpft, fröstelt und friert ständig. Nachdem es Fieber hatte, tritt kalter Schweiß auf. Auffällig ist, dass es mehr leidet, als dem Anlass eigentlich angemessen wäre. Ebenso übertrieben ist seine Angst um seinen Gesundheitszustand; es äußert vielleicht sogar, die Erkrankung nicht zu überleben. Es will nicht allein gelassen werden, am schlimmsten ist diese Angst nachts zwischen 1 und 3 Uhr. Ängstlich und unruhig wird dauernd die Lage gewechselt. Es verlangt immer wieder kleine Schlucke zu trinken, während der Appetit während des Fiebers gänzlich fehlt. Ihr Kind sehnt sich nach allem, was warm oder heiß ist, jede Form von Kälte wird als unerträglich empfunden.

Häufig sind Magen-Darm-Infekte mit wässrigem Durchfall, siehe S. 99ff.

Echinacea (Sonnenhut) D4, D6.
Dosierung: mehrmals am Tag 5 Globuli, je nach Schwere der Erkrankung bis zu stündlichen Einnahmen.
Echinacea ist ein pflanzliches Mittel zur Unterstützung der Abwehrkräfte bei Infekten. In niedrig potenzierter Zubereitung als Globuli ist es sehr kostengünstig. Im Vergleich zur Tropfenform wird dabei außerdem sowohl die Gabe von Alkohol an Kinder als auch eine Allergisierung gegen Korbblütler vermieden. Echinacea in dieser Form verträgt sich mit allen anderen gleichzeitig gegebenen allopathischen wie homöopathischen Mitteln.

Achtung!
Echinacea nicht als Dauerprophylaxe!
Bitte beachten Sie: Echinacea sollte nur bei beginnendem bzw. bei schon bestehendem Infekt gegeben werden und dann nur für begrenzte Dauer, maximal eine Woche lang. Als Infekt-Dauerprophylaxe im gesunden Zustand, z. B. im Herbst gegen die Winterinfekte, sollte es keinesfalls eingesetzt werden.

Hauterkrankungen

Kinder mit ihrer empfindlichen und reaktionsfreudigen Haut überraschen immer wieder mit einem bunten Bild verschiedener Ausschläge. Was dahinter steckt, ist für die Eltern oft nicht leicht einzuordnen. Viele Arten von Pickeln, Ekzemen, Allergien, Akne, Nesselsucht, Hautpilz, Insektenstichen, Ausschlägen bei Borreliose treten auf – so verschieden wie das Hautbild sein kann, so verschieden ist auch die Palette der möglichen Erkrankungen.

Die Haut – unser Schutzorgan

Die Haut ist unser Kontakt-, Abgrenzungs- und Schutzorgan und vermittelt zwischen innen und außen. Sie leitet Empfindungen wie Temperaturen oder Schmerzen nach innen weiter. Ebenso spiegelt sich unser innerer Zustand in der Haut. Durch therapeutische Einwirkung von außen auf die Haut, wie z. B. durch Akupunktur oder Reflexzonenmassage, können innere Vorgänge beeinflusst werden. Im Gegensatz dazu ist die Wirkrichtung homöopathischer Mittel stets von innen nach außen. So werden selbst Erkrankungen der Haut stets durch innerliche Einnahmen von Globuli behandelt. Hautkrankheiten aller Art sollten nach Möglichkeit nicht unterdrückt, d. h. mit antientzündlichen, antischuppenden, Juckreiz stillenden oder Schmerz betäubenden Medikamenten behandelt werden. Eine längere Unterdrückung von Hautausschlägen begünstigt nicht selten die spätere Entwicklung einer tiefer sitzenden Störung, z. B. Asthma, nach der Unterdrückung einer Neurodermitis im früheren Alter. Die Homöopathie bringt zuerst den inneren Zustand in Ordnung und heilt dadurch auch das lokale Symptom und nicht umgekehrt.

Atopische Dermatitis, Neurodermitis, Akne und Schuppenflechte

Wenn Ihr Kind an Neurodermitis leidet, haben Sie vielleicht schon viele Behandlungsversuche hinter sich, Salben ausprobiert, vielleicht auch schon mit anderen betroffenen Eltern gesprochen. Und dennoch hat möglicherweise nichts richtig geholfen. Bei diesem Problem ist die klassische Homöopathie eine echte Alternative. Die atopische Dermatitis, die auch als Neurodermitis oder Ekzemkrankheit bezeichnet wird, gehört wie der Heuschnupfen und das allergische Asthma zu der Gruppe der atopischen, d.h. allergiebedingten oder allergieverwandten, Krankheiten. Als eine Störung der Veranlagung muss sie ebenso wie die anderen genannten chronischen Hautkrankheiten fachmännisch konstitutionell behandelt werden. Eine homöopathische Konstitutionsbehandlung bietet sehr gute Chancen, dass sich das Krankheitsbild nachhaltig bessert und sogar ganz verschwindet. Wenden Sie sich an einen erfahrenen Homöopathen, der ihr Kind individuell behandeln wird.

Hautentzündungen, Nagelbettentzündungen, entzündete Wunden

Verletzungen oder Stiche, die sich etwa wegen Verunreinigungen entzünden, heilen normalerweise binnen kurzem von selbst wieder ab. Werden sie aber innerhalb einiger Tage schlimmer statt besser, müssen sie vom Arzt behandelt werden, der Ihnen auch sagt, wie die Wunde gepflegt oder verbunden werden soll. Homöopathisch haben sich dafür folgende Mittel bewährt:

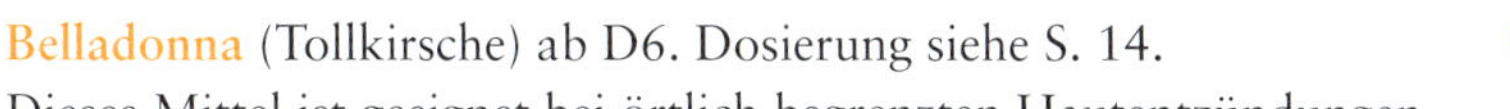

Belladonna (Tollkirsche) ab D6. Dosierung siehe S. 14.
Dieses Mittel ist geeignet bei örtlich begrenzten Hautentzündungen, kräftig geröteten, geschwollenen, pulsierend-schmerzenden und erhitzten Hautbereichen. Bei Nagelbettentzündungen spannt es unter dem Nagel, und die Finger- oder Zehenspitze ist leuchtend rot. Wärme bessert die Beschwerden.

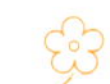

Apis (Bienengift) ab D6. Dosierung siehe S. 14.
Das Erscheinungsbild ist ähnlich wie bei Belladonna, allerdings heller rot und mit dem Hauptunterschied, dass kalte Anwendungen als lindernd empfunden werden.

Hepar sulphuris (Kalkschwefelleber) ab D12, D30 bis C1000, je nach Schwere. Dosierung siehe S. 14.
Hepar sulphuris ist das richtige Mittel im Eiterstadium einer Entzündung auf der Haut. Bei der Entwicklung von großen, geschwollenen, druckschmerzhaften Nagelbettentzündungen, Abszessen oder Furunkeln geben Sie am besten gleich eine Hochpotenz 200 oder 1000, 2 Globuli.

Hautpilz

Hautpilz (Hautmykose) kann sich sehr unterschiedlich äußern. Manchmal ist der Pilzausschlag unter Kindern ansteckend. Die Diagnose sollte man durch den Hautarzt stellen lassen. Einer unterdrückenden Behandlung mit antimykotischen Salben ist die innerliche mit Globuli vorzuziehen. Diese gelingt oft schneller und bleibt ohne Rückfälle. Aufgrund des Aussehens des Pilzausschlages wählt der Homöopath das am besten passende Mittel. Zur Selbstbehandlung kann zunächst Sulphur versucht werden.

Sulphur (Schwefel) D12. Dosierung siehe S. 14.
Ein Mittel, welches selten enttäuscht und als erstes probiert werden sollte bei Haut- und Fußpilz sowie Scheidenpilz (siehe »Genitale Probleme bei Mädchen«, S. 59).

Herpesförmige Hautausschläge

Bläschenartige Ausschläge sind bei Kindern sehr häufig. Außer durch Herpesviren (Übersicht siehe unten) können eine andere Virus- oder Bakterieninfektion, Allergien, Reizungen durch Pflanzenstoffe, Insektenstiche oder eine Neurodermitis die Ursache solcher Ausschläge sein. Zeigen Sie den Ausschlag deswegen dem Kinderarzt. Homöopathische Mittel für Hautausschläge werden nach dem Aussehen des Ausschlags ausgewählt. Sie werden deswegen auch mit ähnlichen homöopathischen Mitteln behandelt, obwohl die Ursache der Ausschläge völlig unterschiedlich sein kann. Siehe auch »Herpes-, Fieber- oder Lippenbläschen«, S. 71.

Viren aus der Herpesfamilie und ihre Bläschenkrankheiten
Herpes simplex Virus 1 [HSV 1]: Lippenherpes, Herpes am Auge
Herpes simplex Virus 2 [HSV 2]: Herpes an den Genitalien
Varicella zoster Virus [VZV]: Windpocken (Varicellen), bei einer Zweitinfektion als Gürtelrose (Herpes zoster)

Herpesviren werden durch Tröpfchen- oder Schmierinfektion oder durch direkten Kontakt übertragen. Sie können in den Nervenganglien verharren und bei Abwehrschwäche von dort immer wieder in die zugeordneten Hautareale streuen und typische Ausschläge hervorbringen. Die Ausheilung immer wieder auftretender Herpesausschläge erfolgt nach konstitutionellen Gesichtspunkten, denn für die Ausbreitung von Herpesausschlägen sind sehr stark individuelle Gegebenheiten entscheidend. Die Behandlung akuter Herpesinfektionen erfolgt nach den zu beobachtenden Symptomen.

Herpes-Infektionen der Haut oder Schleimhäute bilden meist kleine gruppenförmig beieinander stehende brennende Bläschen auf gerötetem Grund, die in der Regel nach einigen Tagen unter Krustenbildung wieder abheilen. Für den akuten Zustand haben sich folgende Mittel bewährt:

Rhus toxicodendron (Giftsumach) D6, D12. Dosierung siehe S. 14. Typisch sind die in Gruppen beieinander stehenden, brennenden, kleinen Bläschen. Sie können nach Einwirkung von Überanstrengung, Kälte und Nässe entstehen.

Mezereum (Seidelbast) D4, D6, D12. Dosierung siehe S. 14. Es zeigt sich ein ähnliches Bild wie bei Rhus toxicodendron. Die nässenden Hautbläschen sind mit einem hellen Sekret gefüllt. Ihr Kind klagt über einen brennenden Schmerz. Nach dem Aufplatzen bilden sich harte Krusten und Borken. Nachts kommt es zu einer Verschlimmerung, der Juckreiz tritt in der Bettwärme vermehrt auf. Eine Verschlimmerung erfolgt aber auch durch Kälte, Berührung, Wasser, feuchtes Wetter.

Ranunculus bulbosus (Knolliger Hahnenfuß) ab D4. Dosierung siehe S. 14.

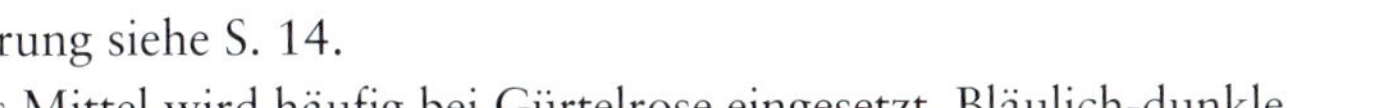

Dieses Mittel wird häufig bei Gürtelrose eingesetzt. Bläulich-dunkle, juckende Bläschen treten bevorzugt in den Zwischenrippenräumen auf. Hinzu kommen brennende Schmerzen. Die Beschwerden werden durch Kälte, Berührung, Bewegung schlimmer. Wenn eine Gürtelrose festgestellt wurde, sollten Sie diese nicht selbst behandeln.

Nagelbettentzündungen, siehe S. 89.

Nesselsucht

Als Nesselsucht bezeichnet man Ausschläge, die dem Ausschlag nach einem Brennnesselkontakt ähneln. Es sind heftig juckende und brennende Quaddeln verschiedener Größe, die ihre Form und den Ort schnell wechseln können. Bei Kindern bilden sie sich häufig auch aufgrund eines Infektes oder einer allergischen Reaktion.

Apis mellifica (Bienengift) ab D6 bis C200. Dosierung siehe S. 14. Der Nesselausschlag tritt in Form von hellen Quaddeln von unregelmäßiger Form auf; er ist stark juckend und brennend, ähnlich wie bei Bienen- oder Wespenstichen. Kühlung mildert den Juckreiz. Diese Form ist häufig Ausdruck einer allergischen Reaktion.

Urtica urens (Kleine Brennnessel) ab D4. Dosierung siehe S. 14. Das Erscheinungsbild ist ähnlich wie bei Apis; hervorstechend sind das Brennen und ein Gefühl von Hitze und »Ameisenlaufen« sowie starkes Jucken.

Neurodermitis siehe S. 88f.

Schuppenflechte siehe S. 88f.

Sonnenallergie

Eine Sonnenallergie, auch »Mallorca-Akne« genannt, tritt bei entsprechend empfindlichen Kindern – und Erwachsenen – nach dem ersten Sonnenbad auf der Haut auf. Es bilden sich juckende, kleine rote Pickelchen, Frieseln oder Bläschen an den Hautpartien, die der Sonne ausgesetzt waren, gerne an Armen, auf der Brust und dem Gesicht. Eine Verschlimmerung erfolgt durch Sonne und Wärme.

> ***Achtung!***
> Kleinkinder sollten nicht längere Zeit der prallen Sonne ausgesetzt sein.
> Im Hochsommer sind langärmelige helle Baumwollkleidung und ein Sonnenhut, eine hochwertige UV-absorbierende Sonnenbrille sowie eine Sonnencreme mit LSF über 20 empfehlenswert.

Acidum (hydro)fluoricum (Flusssäure) D12. Dosierung siehe S. 14. Dieses Mittel kann sowohl nach Auftreten der Sonnenallergie als auch prophylaktisch, z.B. am Beginn eines Badetages, genommen werden.

Warzen

Kinder leiden häufig an Warzen, die sich bei ihnen oft nach einiger Zeit wieder spontan zurückbilden. Es handelt sich dabei um gutartige, überschießende Hautwucherungen infolge einer Infektion mit verschiedenen Typen des Humanen Papilloma-Virus (HPV), die jeweils auch verschiedene Warzenformen produzieren können.

Dellwarzen oder **Mollusca contagiosa** (Paravaccinia-Virus)
Sie haben eine matt glänzende, glatte, etwas eingedellte Oberfläche und sind rund, weich und nur einige Millimeter groß. Wegen ihres Juckreizes werden sie manchmal aufgekratzt. Bei Kindern kommen Dellwarzen häufig vor. Sie können durch Ansteckung rasch auf der eigenen Haut oder auf andere Kinder übertragen werden.

Fußsohlenwarzen (HPV1a, b, c)
Die Warzen sitzen an der Fußsohle oder an der Unterseite der Fußzehen. Sie wachsen keilartig in die Tiefe (Dornwarzen) und verursachen deshalb beim Auftreten Druckschmerzen. Die Hautoberfläche ist dabei glatt, kaum vorgewölbt, die helle, körnige Warzenmasse selbst ist oft von einer Verhornung überdeckt.

Gemeine Warzen (HPV2)
Diese stecknadel- bis erbsengroßen, harten, verhornten Hautauswüchse mit rauer oder blumenkohlartig zerklüfteter Oberfläche können am ganzen Körper auftreten, bevorzugt aber an Händen und Fingern.

Flache Warzen (HPV3)
Flache Warzen haben keine Verhornungen an der Oberfläche und wenig farblichen Unterschied zur Haut. Oft stehen mehrere beieinander, bevorzugt an Händen, Unterarmen und im Gesicht. Diese Warzen heilen besonders gut von ganz allein oder mit Hilfe autosuggestiver Methoden wieder ab.

Samuel Hahnemann (siehe S. 11) stellte fest, dass diese lokalen Hauterscheinungen Frühzeichen für ein ursächliches dahinter stehendes Krankheitsmodell darstellen können und gleichzeitig eine wichtige Entlastungs- und Selbstsanierungsfunktion des Organismus auf der Ebene der Haut bedeuten. Das erklärt auch das häufige hartnäckige Wiederauftreten chemisch oder chirurgisch entfernter Warzen. Durch solche Unterdrückungen wird nach dem Verständnis Hahnemanns den Selbstsanierungsbemühungen der Natur entgegengewirkt und eine eventuell tiefergreifende Störung begünstigt. Die Warzen verschwinden über kurz oder lang spontan oder mit Unterstützung durch ein homöopathisches konstitutionelles Mittel.

Ein Beispiel für das Ritual einer **Autosuggestion:** Man sagt abends vor dem Einschlafen mehrmals vor sich her: »*Die Warze wird alt, die Warze wird kalt, die Warze fällt ab.*« Diese Autosuggestion ist nach Aussage vieler Betroffener besonders effektiv bei Vollmond. Man kann die Warze dabei auch mit einer Lampe bestrahlen.

Klassische Kinderkrankheiten

Gegen die typischen Kinderkrankheiten gibt es heute Impfungen, die unter den Homöopathen recht kontrovers diskutiert werden. Darüber sollten sich Eltern umfassend informieren und im Gespräch mit ihrem Kinderarzt eine verantwortungsbewusste Entscheidung treffen.

Homöopathie bei Kinderkrankheiten

Keuchhusten, Scharlach und Diphtherie sind bakterielle, Drei-Tage-Fieber, Windpocken, Masern, Mumps, Röteln, Ringelröteln und Pfeiffersches Drüsenfieber durch Viren verursachte Kinderkrankheiten. Schulmedizinisch wird mit Fieber- und Schmerzmitteln behandelt, bei den drei bakteriellen Erkrankungen werden üblicherweise auch Antibiotika eingesetzt. Die homöopathische Behandlung kennt keine Patentrezepte in dem Sinne: für Keuchhusten das Medikament XY. Sie wertet alle Symptome und die individuell sehr unterschiedlichen Verlaufsformen aus.

Die Diagnosestellung, Mittelwahl und Behandlungsführung aller Kinderkrankheiten und ihrer Komplikationsmöglichkeiten ist Sache des Kinderarztes, ihre homöopathische Behandlung gehört in die Hände eines erfahrenen Kinderhomöopathen. Deswegen werden Hinweise lediglich für Scharlach und Windpocken ausgesprochen.

Impfungen
Es gibt keine homöopathischen Mittel, die Impfungen ersetzen könnten. Einige der häufigen Infektionskrankheiten sind durch Massenimpfungen zurückgedrängt worden, andere nehmen wieder zu, und völlig neue tauchen auf. Eine radikale Ausrottung sämtlicher gefährlicher Infektionen ist zwar das erklärte Ziel der Impfstrategen, erscheint aber nicht machbar: Impfkampagnen laufen naturgemäß der aktuellen Entwicklung der Infektionen hinterher. Viele Eltern machen sich Gedanken über das Überangebot an Impfungen, besonders schon ab dem frühesten Säuglingsalter. Ich empfehle eine verantwortungsvolle individuelle Risiko-/Nutzenabwägung in einer Impfberatung durch den Behandler, der durch die homöopathische Anamnese die persönlichen und familiären Belastungsfaktoren des Impfkandidaten kennt.

Diphtherie, Keuchhusten (Pertussis), Mumps (Parotitis epidemica), Pfeiffersches Drüsenfieber (Mononucleosis)

Diese sind Erkrankungen mit der Möglichkeit schwerer Verläufe und dem Risiko von Komplikationen. Aus diesem Grund sollte hier niemals eine Selbstbehandlung erfolgen, die bei der Gabe eines falschen Mittels nichts bewirkt oder zu starken Verschlimmerungen führen kann. Gerade hier lassen sich, professionell homöopathisch behandelt oder mitbehandelt, oft wesentlich kürzere und mildere Verlaufsformen erzielen und die Komplikationsgefahr vermindern.

Drei-Tage-Fieber (Exanthema subitum), Ringelröteln (Exanthema infectiosum), Röteln (Rubellae)

Diese Krankheiten belasten die Kinder meist weniger. Röteln und die selteneren Ringelröteln können zu Schäden bei ungeborenen Kindern führen, deren Mütter keine Immunität haben und während der Schwangerschaft an diesen Infektionen erkranken.

Scharlach

Im Fall von Scharlach werden Sie als Eltern, wie bei allen bakteriellen Erkrankungen, auf das Unverständnis rein schulmedizinisch behandelnder Ärzte stoßen, wenn hier ohne Antibiotikum behandelt werden soll. Scharlach zeigt zwar seit den letzten Jahrzehnten zunehmend leichtere Verläufe und tritt oftmals ganz ohne Hautausschlag auf, bleibt aber weiterhin eine ernstzunehmende Erkrankung. Deshalb sollten Sie eine homöopathische Scharlachbehandlung nie in Eigenverantwortung durchführen und auf jeden Fall die ärztliche Diagnostik, Kontrolle und Nachuntersuchung auf Folgeentzündungen wahrnehmen. Siehe »Scharlach«, S. 67.

Windpocken (Varicellen)

Die Windpocken sind eine hoch ansteckende Erkrankung durch das Varicella-Zoster-Virus (VZV) (siehe Herpesviren, S. 90). Die Ausbreitung und Übertragung des Virus geschieht über Luft und Wind auf größere Entfernungen, daher stammt der Name. Ansteckend wird ein Kind kurz vor Auftreten der ersten Bläschen. Anstecken können sich alle Personen, die aufgrund eines fehlenden früheren Kontaktes keine Antikörper im Blut haben. Die Inkubationszeit liegt bei zwei (bis manchmal drei) Wochen. Die Erkrankung beginnt mit rötlichen, juckenden Flecken, die an allen Stellen des Körpers auftreten können, auch im Mund, an der Kopfhaut oder in der Scheide. Aus den Flecken werden Bläschen mit wässrigem Inhalt, die innerhalb einiger Tage verkrusten. Parallel dazu entstehen immer wieder neue Flecken, aus denen Bläschen werden. Windpocken sind erst dann nicht mehr für andere ansteckend, wenn die letzten Bläschen fest eingetrocknet sind.

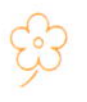

Rhus toxicodendron (Giftsumach) D12, C30. Dosierung siehe S. 14. Ein Mittel für juckende Bläschen mit Flüssigkeit, die nach dem Kratzen noch schlimmer jucken und in Krustenbildung übergehen. Dieses Mittel können Eltern ihren Kindern geben, wenn der Juckreiz der Bläschen im Vordergrund steht und keine Komplikationen, wie eine Infektion der Bläschen, hohes Fieber oder Husten, aufgetreten sind.

Magen-Darm-Probleme

Für die vielen Beschwerden, die den Kinderbauch plagen können, ergeben sich für die Eltern einige Möglichkeiten der homöopathischen Selbstbehandlung, z.B. bei der Reisekrankheit. Bei anderen Problemen sollten Sie prinzipiell nicht im Alleingang vorgehen, sondern Ihren Kinder- oder Hausarzt einschalten, denn der Kinderbauch gibt seine Geheimnisse nicht so leicht preis. Wenn Sie effektiv homöopathisch behandeln möchten, tun Sie das im Einvernehmen mit Ihrem Homöopathen. Trotzdem ist es sicher hilfreich, eine Reihe wichtiger Bauchmittel kennen zu lernen.

Bauchschmerzen

Tut Ihrem Kind immer mal wieder der Bauch weh und Sie können nicht so recht herausfinden, was eigentlich die Ursache ist, sind Sie mit Ihren Sorgen nicht allein. Bauchschmerzen kommen bei Kindern sehr häufig vor und stellen zunächst einmal eine diagnostische Herausforderung dar. Je jünger ein Kind ist, umso unsicherer sind seine Schmerzangaben. Kleinkinder zeigen gern auf den Bauch, obwohl die Ursache des Problems in bauchfernen Organen zu suchen ist.

Bauchschmerzen treten auch häufig als Begleitsymptom eines Virusinfekts auf und sind, wenn der Bauch sich ohne nennenswerte Spannung weich eindrücken lässt, meist harmlos. Im Zweifelsfall bedürfen Bauchschmerzen bei Kindern aber immer einer ärztlichen Abklärung, um festzustellen, ob mechanische oder entzündliche Ursachen vorliegen. Handelt es sich um Blähungskoliken (siehe S. 18ff.) und sind sonstige Komplikationen ausgeschlossen, kann man sich an den dort angegebenen homöopathischen Mitteln orientieren. Andere Erkrankungen dürfen nur vom Fachmann behandelt werden.

Bei der Suche nach einem homöopathischen Akutmittel für Bauchschmerzen kann man sich an den unter »Übelkeit, Erbrechen, Durchfall« (Seite 99ff.) angegebenen Mitteln orientieren, auch wenn die Bauchschmerzen ohne Symptome einhergehen, sofern die anderen Beschwerden und Begleitumstände des Mittels zutreffen.

Durchfall siehe »Übelkeit, Erbrechen, Durchfall«, siehe S. 99ff.

Erbrechen siehe »Übelkeit, Erbrechen, Durchfall«, siehe S. 99ff.

Magen-Darm-Infektion siehe »Übelkeit, Erbrechen, Durchfall«, S. 99ff.

Reise-/Seekrankheit

Übelkeit und Erbrechen machen eine Reise, ja schon eine kurze Autofahrt, für viele Kinder oder Heranwachsende oft zur Qual. Es gibt eine Reihe von homöopathischen Mitteln, mit denen man wirksam gegen dieses Übel angehen kann. Die vier wichtigsten Mittel finden Sie im Folgenden beschrieben. Da die Symptome der Reisekrankheit immer sehr ähnlich sind, ist für jedes Mittel ein charakteristisches Unterscheidungsmerkmal angegeben.

Cocculus indicus (Kockelskörner) D4, D6, D12, D30.
Dosierung: bei Bedarf in kurzen Abständen.
Übelkeit und Schwindel treten bei Bewegung und beim Wahrnehmen von Dingen, die in Bewegung sind, auf. Im Alltag kommt dies beim Fahren im Auto, auf einem Schiff, im Zug, auf einem Karussell u. Ä. vor. Es kann auch zu Erbrechen kommen. Ihr Kind sagt, dass sich alles vor seinen Augen auf und ab bewegt. Eine Verschlimmerung erfolgt durch Essen und Trinken, Reden, Aufrichten, Schlafmangel. Besser geht es ihm in Seitlage, beim Ruhen, Hängenlassen der Glieder und Zusammenbeißen der Zähne. Spezielles Unterscheidungsmerkmal zu anderen Mitteln: Ihrem Kind geht es im geschlossenen Raum besser.

Tabacum (Tabakpflanze) D6, D12, D30. Dosierung siehe S. 14.
Sterbenselend fühlen sich diese Kinder mit Schwindel, größter Übelkeit und Blässe. Eiskalter Schweiß steht auf ihrer Haut. Diesen Zustand gibt es häufig bei einer Reisekrankheit der Kinder. Schlimmer wird es noch beim Öffnen der Augen und nachdem etwas gegessen wurde. Das spezielle Unterscheidungsmerkmal zu anderen Mitteln: Ihrem Kind geht es im Freien an der frischen Luft, wenn es nicht zugedeckt ist und wenn es die Augen zumacht, besser.

Petroleum (Steinöl) D12. Dosierung siehe S. 14.
Ihr Kind klagt über Schwindel, Erbrechen, Kopf- und Gliederschmerzen bei Bewegung. Es erfährt Besserung an der frischen Luft. Das spezielle Unterscheidungsmerkmal zu anderen Mitteln: Wenn es etwas isst, geht es ihm besser.

Borax (Natriumborat) D6, D12. Dosierung siehe S. 14.
Hier kommt es durch jede Form einer unvermittelten Abwärtsbewegung zu Schwindel und Übelkeit. Dies kommt vor bei Luftlöchern in Flugzeugen oder bei der Landung, beim Bergabfahren mit Auto, Seilbahn oder Lift, auf einer steilen Treppe, bei hohem Seegang, beim Schaukeln oder Wippen. Es gibt kleine Kinder, die sogar erschreckt aufschreien, wenn sie zu schnell ins Bett niedergelegt werden. Das spezielle Unterscheidungsmerkmal zu anderen Mitteln: das große Angst- und Schreckmoment.

Übelkeit, Erbrechen, Durchfall

Ursachen akuter Magen-Darm-Erkrankungen sind meistens ansteckende Infektionen durch Viren, Bakterien, Parasiten, Typhuserreger, Salmonellen. Auch zu heiße, zu kalte, verdorbene, überalterte Nahrungsmittel oder eine Nahrungsmittelunverträglichkeit bzw. -allergie (siehe S. 37f.) können Auslöser sein.

Bei Brechdurchfall und auch, wenn akuter Durchfall isoliert auftritt, kann man in der Regel von einer Magen-Darm-Infektion ausgehen. Oft treten dabei zuerst die Übelkeit und das Erbrechen auf und anschließend der Durchfall. Das Erbrechen verschwindet auch meist wieder als Erstes. Wiederholtes Erbrechen ohne Durchfall kann beim Kind auch auf eine andere Störung zurückgehen und bedarf im Zweifelsfall der kinderärztlichen Abklärung.

Je jünger Ihr Kind ist, desto größer ist die Gefahr einer inneren Austrocknung, indem es durch Erbrechen und Durchfall mehr Flüssigkeit verliert, als es wieder aufnehmen kann. Säuglinge und Kleinkinder sind hiervon besonders gefährdet. Höchste Gefahr besteht, wenn Ihr Kind hohes Fieber hat, Getränke ablehnt und auf Ihre Ansprache nicht reagiert.

Magen-Darm-Diätplan bei Durchfall und Erbrechen

Grundsätzlich gilt für die Behandlung von Erbrechen oder Durchfall sofort und in jedem Fall: **Stopp mit fester Nahrung jeder Art.** Zunächst erfolgt eine »Teepause«, d.h. es wird ausschließlich Tee oder stilles Wasser gegeben. Empfohlene Tees sind: Kamillentee, Fencheltee, dünner schwarzer Tee. Geben Sie keinen Früchte-, Kinder- oder Pfefferminztee.

Wichtig: Mineralstoffzufuhr
Verliert Ihr Kind viel Flüssigkeit durch Erbrechen und Durchfall, geben Sie dem Tee Traubenzucker und Mineralstoffe in Form von Fertigpräparaten aus der Apotheke zu.
Stehen diese nicht zur Verfügung, hilft folgende Rezeptur:
Auf einen Liter Tee gibt man 2 Esslöffel Traubenzucker, 0,5–1 Teelöffel Kochsalz, 1 Teelöffel Backpulver oder Natron und 1 Tasse Orangensaft. Oder lassen Sie Ihr Kind 1–2 Bananen als Mus essen.
Zusätzlich haben sich Trockenhefe-Präparate, wie Perenterol®, Santax S®, bewährt.

Wenn sich Erbrechen und Durchfall deutlich beruhigt haben, erfolgt ein stufenweiser Nahrungsaufbau mit fettloser, dann fettarmer Schonkost, bevor das Kind langsam wieder auf seine gewohnte Kost umgestellt werden kann.

Bei Babys geschieht der Nahrungsaufbau mit Muttermilch oder speziellen Heilnahrungen der Säuglingsmilchhersteller, Karottensuppe (ein Gläschen Frühkarotten im Verhältnis 1 : 1 mit Wasser verdünnen), Reisschleim oder ein Gemisch aus Karottensuppe und Reisschleim, Magerbrühe aus Suppenwürfeln, eventuell mit Reis.

Bei weiterer Besserung erfolgt altersentsprechend eine Fortsetzung mit festerer Kost in Form von Salzstangen, Zwieback, Knäckebrot, alten Semmeln, Toast, Reisschleim, Kartoffelbrei, zunächst ohne Milch und Fett, gedünstete Karotten, geriebener Apfel, zerdrückte Banane, eventuell mit Magerquark, auch Heidelbeer-Bananen-Mus. Nach den ersten 24 Stunden ohne Durchfall oder Erbrechen kann schrittweise zu normalem Essen übergegangen werden.

Die homöopathischen Mittel

Bei Infekten im Magen-Darm-Bereich wird nach Stuhlbeschaffenheit, Farbe, Geruch, Schmerzen, Begleitsymptomen und dem Zustand des Kindes unterschieden. Mit den folgenden Mitteln kann man auch reine Bauchschmerzen (siehe S. 97) behandeln, wenn die anderen Symptome des Mittels passen.

Arsenicum album (Weißes Arsenik) D6, D12.
Dosierung: Nach jedem auftretenden Durchfall oder Erbrechen geben Sie Ihrem Kind 5 Globuli.
Arsenicum album ist wohl das am häufigsten gebrauchte Mittel bei einer Magen-Darm-Infektion oder nach dem Genuss von verdorbenen Lebensmitteln. Es kommt zu schlimmem Brechdurchfall, wobei oft als Erstes die Übelkeit, und zwar schon beim Anblick oder dem Geruch von Speisen oder beim bloßen Denken an Essen, auftritt. Der Brechreiz lässt im Übrigen auch als Erstes unter der Behandlung wieder nach, während der Durchfall noch etwas länger andauern kann. Im Höhepunkt der Erkrankung bestehen oft Durchfall und Erbrechen gleichzeitig, mit großer Schwäche, Elendsgefühl und Frostigkeit. Der Durchfall ist wie Wasser und kommt sehr häufig, besonders gleich nach Essen oder Trinken, und riecht faulig. Es können brennende Bauch- und Afterschmerzen bestehen. Mit dem Durchfall kommen große Erschöpfung und Kältegefühl in den Gliedern. Ihr Kind ist sehr unruhig, wechselt dauernd den Ort und ist am Ende zu schwach, um sich zu bewegen. Es macht sich große Sorgen um sein Wohlergehen, hat schreckliche Angst, allein gelassen zu werden, ja sterben zu müssen. Es hat Durst auf häufige kleine Schlucke kaltes Wasser. Die Verschlimmerungszeit liegt nachts zwischen 1 und 3 Uhr und mittags zwischen 12 und 16 Uhr. Wärme in jeder Form ist sehr willkommen.

Colocynthis (Koloquinte) D6, D12. Dosierung siehe S. 14.
Sind die Bauchschmerzen besonders stark und mit plötzlich einschießendem krampfartigem Ziehen, was dazu zwingt, sich zu krümmen und fest dagegen zu drücken, ist Colocynthis das Mittel der Wahl. In gekrümmter Haltung ist die Kolik für Ihr Kind besser auszuhalten. Modrig riechende Durchfälle können nach dem ge-

ringsten Essen oder Trinken auftreten. Colocynthis ist auch ein beruhigendes Mittel für Schmerzen, die bei entsprechend reizbar veranlagten Kindern durch Aufregungen, Ärger, Entrüstung und Zorn entstehen. Ruhige Umgebung und Wärmeanwendungen am Bauch bessern den allgemeinen Zustand.

Zusätzliche Rezepturen bei einer Magen-Darm-Störung, die Kindern schmecken:
Teegelee: 100 ml Schwarztee mit wenig Traubenzucker süßen, 2 g Gelatine aufgelöst dazugeben, stocken lassen.
Bananen-Zwieback-Brei: 2–3 Zwieback in ca. 100 ml Orangensaft und ca. 2 Esslöffel Wasser einweichen lassen, mit dem Mus einer Banane verrühren. Dazu eventuell noch 2 Esslöffel Magermilch und Traubenzucker.
Apfelschnee: 1 Apfel reiben, Eischnee unterheben, mit wenig Traubenzucker süßen.
Reisbrei: Reis in Magermilch und Wasser im Verhältnis 1 : 1 kochen, eventuell geriebenen Apfel untermengen.
Heidelbeer-Bananen-Mus

Podophyllum (Maiapfel) D6, D12. Dosierung siehe S. 14.
Lautes Knurren, Kollern, Gurgeln und Rumoren durch wandernde Blähungen in den Därmen kennzeichnen dieses Mittel. Es treten Übelkeit und Schmerzen auf der rechten Bauchseite auf. Die Durchfälle selber kommen gelbgrün und spritzen schmerzlos im Schwall nach der geringsten Nahrungsaufnahme heraus. Reiben über der Leber, Krümmen oder Rollen beruhigen die Bauchschmerzen. Schon ganz in der Früh leidet Ihr Kind an Morgendurchfällen. Diese treten auch oft in der Sommerhitze auf. Das Mittel eignet sich auch für Zahnungsdurchfälle in Verbindung mit Bauchkoliken. Dabei sind beide Backen rot.

Chamomilla (Kamille) D6, D12. Dosierung siehe S. 14.
Dieses bei Zahnungskoliken und Zahnschmerzen bewährte Mittel hilft ebenfalls bei Zahnungsdurchfall. Dabei kann eine Backe rot sein. Der Stuhl ist heiß, wässrig grün und gelb »wie Spinat mit gehacktem Rührei« und riecht nach faulen Eiern. Der After ist durch den Durchfall wund und gerötet. Typisch für Chamomilla ist die

große Reizbarkeit; Ihr Kind ist mürrisch, quengelig, launisch, ungeduldig, trotzig. Es verlangt dieses oder jenes und wenn man es ihm gibt, wird es gleich wieder weggeworfen. Das Kind wirkt hitzig und verschwitzt. Es besteht eine enorme Empfindlichkeit auf Licht, Geräusche und Schmerzen. Es klingt widersprüchlich, denn eigentlich will es niemanden bei sich haben, doch gleichzeitig vermag das Tragen und Wiegen auf dem Arm Ihr Kind zu beruhigen.

Pulsatilla (Wiesenküchenschelle) D6, D12. Dosierung siehe S. 14.
Der Durchfall, auf den dieses Mittel anspricht, ist oft das Ergebnis, wenn Ihr Kind zu viel Verschiedenes und zu viel Fettes durcheinander gegessen hat, z. B. Obst, Fleisch, Limo und Eis bei Sommerhitze. Ihr Kind fühlt sich in einem Augenblick gut, im nächsten wieder elend. Die Stimmung und die Symptome können rasch wechseln. Kein Stuhl gleicht dem anderen. Der Durchfall ist meist gelblich bis grünlich. Blähungen und Aufstoßen plagen das Kind. Weinen und frische Luft bessern seine Befindlichkeit. Auffallend ist, dass Ihr Kind keinen Durst hat. Ein Pulsatilla-Kind ist auch in akuten Situationen eher unsicher, wechselhaft und unentschlossen; es ist sehr emotional und braucht Aufmerksamkeit und Trost über Gebühr.

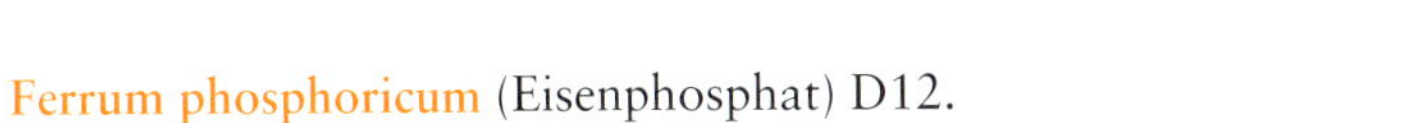

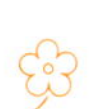

Ferrum phosphoricum (Eisenphosphat) D12.
Dosierung siehe S. 14.
Die Erkrankung ist nicht ganz so schlimm wie bei den anderen Mitteln. Sie tritt oft als Sommerdurchfall auf. Ihr Kind ist zwar schwach, matt und träge, aber nicht schlecht aufgelegt, sondern wirkt eher gleichgültig. Das Fieber steigt vielleicht mittelhoch. Sein Gesicht erscheint mal rot, mal blass. Es leidet an unregelmäßigen Anfällen von Übelkeit und dem Erbrechen unverdauter Nahrung. Typisch ist das saure Aufstoßen. Die Stühle sind weich bis wässrig, schaumig grünlich, vielleicht auch blutig. Ihr Kind hat keinen Appetit, aber Durst auf Wasser.

Ipecacuanha (Brechwurzel) D4, D6, D12. Dosierung siehe S. 14.
Dieses Mittel ist geeignet für Kinder mit einer Magenstörung oder Herbstdurchfällen. Starke Übelkeit mit Würgereiz und Aufstoßen sind die Leitsymptome dieses Mittels. Wenn es zum Erbrechen

kommt, erleichtert dieses nicht. Das Würgen und Erbrechen ist häufig, z. B. nach Essen, nach Husten, nach Bücken. Die Stühle sind sehr weich und können auch hellrot-blutig bis teerartig sein. Während Übelkeit und Erbrechen sieht die Zunge, die bei akuten Krankheiten oft belegt ist, auffallend sauber aus. Die Beschwerden treten nach Abkühlung, nach kaltem Essen und Trinken auf.

Magnesium carbonicum (Magnesiumkarbonat) D6, D12.
Dosierung siehe S. 14.
Übersäuerung ist das Grundthema dieses Mittels; die Übersäuerung besteht auch im Magen und Darm. Alles riecht sauer – das Aufstoßen, das Erbrochene. Die Stühle sind gelbgrün und wässrig-schaumig wie ein Froschteich und von saurem Geruch. Kneifende, schneidende Bauchkoliken mit Kollern gehen dem Durchfall voraus. Milch wird unverdaut mit dem Stuhl wieder ausgeschieden, bei Brustkindern kann sogar eine Muttermilch-Unverträglichkeit bestehen. Siehe auch »Blähungskoliken«, S. 18f.

Magnesium phosphoricum (Magnesiumphosphat) D6, D12.
Dosierung siehe S. 14.
Dieses Mittel wird auch »die heiße 7« genannt, weil es das Schüßler-Salz Nr. 7 ist und die Beschwerden durch heiße Getränke, heißes Baden und sehr heiße Anwendungen gebessert werden. Ihr Kind klagt über blitzartig einsetzende, krampfartige, stechend scharfe wellenförmige Schmerzen besonders über dem rechten Bauch und der Nabelgegend. Es hat Blähungskoliken, Winde gehen ab, wobei sich Ihr Kind krümmt und die Füße anzieht. Es besteht ein Völlegefühl; Ihr Kind muss umhergehen, es muss den Hosenbund lockern, es muss aufstoßen – dies alles bessert die Beschwerden. Durchfall tritt gleich nach dem Frühstück, beim Zahnen und bei Kopfschmerzen auf. Siehe auch »Blähungskoliken«, S. 18f.

Gelsemium sempervirens (Falscher, gelber Jasmin) D6, D12, D30.
Dosierung siehe S. 14.
Dieses Mittel ist besonders geeignet für Durchfälle, die durch aufregende Nachrichten oder Situationen ausgelöst werden. In der Vorphase des Ereignisses ist Ihr Kind ängstlich, aufgeregt, nervös, zitt-

rig und erschöpft. »Nichts geht mehr« – Ihr Kind hat das Gefühl: »Ich schaffe es nicht mehr.« Wenn der Zeitpunkt der Prüfung oder des Auftritts gekommen ist, ist es wie betäubt und gelähmt, alles Gelernte ist vergessen. Der Durchfall kann auch bei freudiger Erregung auftreten. Bei allen solchen Aufregungen kann der Stuhl auch einmal ungewollt in die Hose gehen. Oft hat das Kind Hitzewallungen oder es wird ihm abwechselnd heiß und kalt.

Veratrum album (Weißer Nieswurz) D4, D6, D12.
Dosierung siehe S. 14.
Es kommt nach starken Durchfällen oder Brechdurchfällen zu Kreislaufversagen. Ihr Kind leidet unter größter Erschöpfung, an Kälte, Blutdruckabfall und Kreislaufkollaps bis zur Ohnmacht. Kalter Schweiß steht auf der Stirn. Frieren und Schwitzen treten zugleich auf. Der Körper ist ganz blass und fühlt sich kalt an. Das Blut scheint wie Eiswasser durch die Adern zu strömen. Trotzdem hat Ihr Kind ein Verlangen nach erfrischenden, kalten Sachen, Eis und Saurem. Sein Zustand bessert sich, sobald es liegt, der Kreislauf erholt sich durch Hochlagern der Beine schnell.

Camphora Urtinktur
Notmittel für extrem geschwächte Kinder und drohendem Kreislaufkollaps oder Koma bei stärkstem Durchfall. Dosierung: An der Urtinktur wiederholt riechen oder 5 Tropfen Urtinktur in 1 Liter Wasser auflösen, davon wiederholt trinken, bis der Durchfall nachlässt. ***Achtung:*** Fast alle homöopathischen Mittel werden durch die gleichzeitige Einnahme von Camphora oder kampferhaltigen Zubereitungen antidotiert und unwirksam!

Nux vomica (Brechnuss) D6, D12. Dosierung siehe S. 14.
Die Übelkeit besteht schon nüchtern in der Früh. Nach jeder Nahrungsaufnahme tritt ein Brechreiz auf, wobei sich Ihr Kind nach dem Erbrechen leichter fühlt. Saures Aufstoßen, Schluckauf und Sodbrennen nach Essen und Trinken sind typisch. Möglicherweise sind die Beschwerden Folge einer Überreizung des Magens, wenn von allem zu viel und durcheinander gegessen und getrunken wurde. Der Darm reagiert wie zugeschnürt, es besteht ein häufiger, aber

vergeblicher Stuhldrang, bei jedem Versuch entleeren sich nur kleinste Mengen. Insofern ist dieses Mittel ähnlich wie Pulsatilla. Im Unterschied zu Pulsatilla ist Nux vomica jedoch weniger geeignet, wenn Übelkeit und Erbrechen durch zu fettes Essen hervorgerufen wurden. Weiterhin bevorzugt das Nux-vomica-Naturell besonders in Stresssituationen und um sich wach und fit zu halten, anregende Speisen, Gewürze und Genussmittel bis hin zu Alkohol, Nikotin und anderen, auch süchtig machenden Drogen. Nux vomica ist ein gutes Mittel gegen dieses »Katergefühl« nach entsprechenden Exessen von Jugendlichen.

Okoubaka aubreivillei (Westafrikanische Pflanze) D4.
Dosierung siehe S. 14.
Ein Mittel für die Reiseapotheke. Es hilft bei Unwohlsein und Unpässlichkeit, Hautreaktionen oder Kopfschmerzen infolge einer Unverträglichkeit von Nahrungsmitteln, speziell bei ungewohnter Kost, z. B. in Urlaubsländern mit ungewohntem Klima. Okoubaka wirkt wie ein Entgiftungsmittel. Nicht unerwähnt sei auch sein guter Effekt bei Nebenwirkungen einer Chemotherapie. Einige meiner kleinen Patienten haben gute Erfahrungen mit Okoubaka auch bei der Reisekrankheit gemacht (siehe S. 98f.).

Verstopfung

Viele Kinder leiden gelegentlich unter Verstopfung, z. B. bei einer Ernährungsumstellung oder bei ungewohnter Kost, z. B. im Urlaub. Manchmal besteht dieses Problem jedoch hartnäckig weiter. Die Ursachen einer solchen dauernden Verstopfungsneigung oder andauernder Probleme mit hartem Stuhl können vielfältig sein und ihre Ursache in psychologischen, anatomischen, funktionellen, mechanischen Gegebenheiten oder in einer falschen Ernährungsweise haben. In jedem Fall müssen organische Ursachen vor einem homöopathischen Behandlungsversuch abgeklärt werden. Besteht eine Veranlagung zu chronischer Obstipation, bietet eine konstitutionelle Behandlung gute Besserungschancen. Aus diesem Grund wird für Sie als Eltern hier lediglich eine Variante der Verstopfung und von vielen Mitteln nur eines genannt für eine spezielle Situation, die nicht selten bei Kleinkindern vorkommt, oft in der Übergangsphase zum Sauberwerden.

Silicea (Kieselsäure) D12, D30. Dosierung siehe S. 14.
Der Stuhl schlüpft bei Ihrem Kleinkind wieder in den Darm oder Ihr Kind hält den Stuhl ganz zurück, aus Angst vor Schmerzen beim Stuhlgang. Irgendwann hat es einmal solche Schmerzen beim Ausscheiden von hartem Stuhl, vielleicht auch mit kleinen Einrissen am After, erlebt und fürchtet sich nun davor. Diese Erfahrung hat sich irgendwie eingebrannt, selbst wenn der Stuhl inzwischen weich ist. Silicea hilft, diese Schwellenangst zu überwinden.

Seelische Probleme und Verhaltensauffälligkeiten

In zunehmendem Maße werden Kinder mit psychischen Problemen in den homöopathischen Praxen vorgestellt mit dem Wunsch, mit einer »sanften Methode« oft extrem gestörte Verhaltensweisen wieder ins Gleichgewicht zu bringen. Doch bei der Ausbildung solcher Probleme spielen oft sehr viele Faktoren eine Rolle, auch familiäre oder soziale, so dass eine »schnelle« Lösung nicht immer zu erreichen ist. Gleichwohl kann die Homöopathie sehr ausgleichend und stabilisierend auf ein Kind wirken. Die Behandlung sollte in der Regel jedoch von einem erfahrenen Homöopathen vorgenommen werden.

Häufige Störungen

Sehr häufig geworden sind Konzentrationsprobleme (wie Aufmerksamkeits-Defizit-Syndrom, ADS), besonders wenn sie begleitet sind von erheblich gesteigerter motorischer Hyperaktivität (ADHS).
Ebenso sehen wir in der homöopathischen Praxis aber zunehmend auch Kinder, die durch extreme Schüchternheit und Ängste, Depression oder Zwangsverhalten in ihren Entwicklungsmöglichkeiten eingeschränkt sind. Bei Essstörungen, wie die Pubertätsmagersucht (Anorexia nervosa) und Esssucht (Bulimie), ist man heute, wie auch bei den Aufmerksamkeitsstörungen, um ein integratives Behandlungskonzept bemüht, in dem auch die klassische Homöopathie ihren Platz haben kann.

Wenn das kindliche Umfeld durch familiär bedingte Faktoren, wie Instabilität in der Familie oder überzogene Leistungsanforderungen, belastet ist, tut sich der homöopathische Behandler oftmals schwerer als bei rein genetisch bedingten Gemütsstörungen.

Die Grenzen der Selbstbehandlung bei psychischen Problemen

Auch bei leichteren Störungen, wie z. B. Prüfungs- und Erwartungsängsten, Leistungsknicks, Schulverweigerung, Eifersucht, Kontaktstörungen, Geschwisterrivalität und Trotzverhalten sowie ausgeprägten Schlafproblemen, sollten, wenn diese Probleme chronisch sind, Eltern keine homöopathische Selbstbehandlung versuchen, schon allein um belastende Verschlimmerungen zu vermeiden.

Bei Kindern bleiben Störungen des seelischen Gleichgewichts nicht lange verborgen. Leichtere Anzeichen einer inneren Spannung, wie Nägelbeißen, Haarekauen, nächtliches Zähneknirschen oder Tics, werden von den Eltern beim ersten Gespräch oft schon spontan genannt. Die Psyche und die Verhaltensebene werden generell in jedem homöopathischen Erstgespräch berührt. In der homöopathischen Praxis sehen wir die Kinder gern zusammen mit ihren Eltern und Geschwistern. Wir lassen sie unbeeinflusst reden, spielen, streiten und beobachten aufmerksam die Reaktionen der Familienmitglieder untereinander. Aus dem spontanen Verhalten ergeben sich erste Hinweise auf die Wesenseigenschaften des Kindes.

Seelische Erkrankungen und Verhaltensstörungen können von darin erfahrenen Therapeuten gut behandelt werden. Deswegen können im Folgenden nur für einige ausgewählte Situationen Mittel genannt werden, mit denen Eltern versuchen können, zumindest situativ regulierend einzugreifen.

Aggression siehe »Widerspruch und Aggession«, siehe S. 115f.

Ängste

Zu jeder Kindheit gehören auch Ängste, man kann sie auch als »Entwicklungsaufgaben« in verschiedenen Lebensphasen verstehen. Wenn unnötige Angst und fehlende Courage vor altersentsprechenden Anforderungen überwunden werden kann, ist wieder ein kleiner Entwicklungsschritt vollzogen worden. Manchmal ist es hilfreich, bei akut auftretenden Ängsten durch ein homöopathisches Mittel unterstützt beruhigend auf das Kind einwirken zu können.

Prüfungsangst, Lampenfieber

Unruhe und Angst vor besonderen Ereignissen sieht man besonders bei sensiblen oder sehr gewissenhaften Kindern häufig. Sie machen sich z. B. vor einer Schulprobe oder Auftritten regelrecht verrückt und geraten in Hektik. Wenn Ihr Kind immer wieder an solchen Problemen leidet, stabilisiert sich diese Angst sehr gut durch eine Konstitutionsbehandlung. Im Akutfall lässt sich meist die Situation mit einem der folgenden beiden Mittel noch retten; auffallend für beide Mittel ist, dass Ihr Kind in Panik gerät, je näher der problematische Termin heranrückt.

Gelsemium sempervirens (Falscher, gelber Jasmin) D12.
Dosierung: wiederholt. C200 am Tag vor oder am Tag der Schulprobe oder Prüfung, 2 Globuli.
In der Vorphase ist Ihr Kind ängstlich aufgeregt, nervös, zittrig, erschöpft. Es kann nichts mehr aufnehmen und hat das Gefühl: Ich schaffe es nicht mehr. Wenn der Zeitpunkt der Prüfung oder des Auftritts gekommen ist, ist es wie betäubt und gelähmt, alles Gelernte ist vergessen. Es leidet unter Hitzewallungen, oder es wird ihm abwechselnd heiß und kalt. Vor Aufregung kann es Durchfälle haben.

Argentum nitricum (Silbernitrat) D12, C30. Dosierung siehe S. 14.
Ihr Kind ist aufgeregt und hat tausend Ängste. Es zittert, und seine Stimme versagt. Wie bei Gelsemium leidet es in der Anspannung einer Erwartung an Durchfällen. Es hat ein Verlangen nach Süßem. Ihr Kind hat das Gefühl, dass die Zeit viel zu langsam vergeht. Trotzdem neigt es dazu, in Hektik auszubrechen, um zu dem festgesetzten Termin noch rechtzeitig zu kommen.

Flugangst, Höhenangst

Die Angst vor und während Flugreisen kann nicht nur bei Kindern und Jugendlichen ein großes Problem darstellen. Das Hauptmittel, gleichzeitig ein Mittel für die Höhenangst, ist in diesem Fall:

Argentum nitricum (Silbernitrat) D12, C30. Dosierung siehe S. 14.
Die Angst entwickelt sich schon lange vor Antritt einer Flugreise. Ihr Kind kann sich, wenn überhaupt, nur unter größter Überwin-

dung dazu entschließen, einzusteigen. Im Flugzeug kann die Situation des Eingeschlossenseins (Klaustrophobie) die größten Probleme machen.

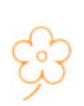

Borax (Natriumborat) D6, D12. Dosierung siehe S. 14.
Hier kommt es durch jede Form einer unvermittelten Abwärtsbewegung zu Schwindel und Übelkeit. Dies kommt vor bei Luftlöchern in Flugzeugen oder bei der Landung, beim Bergabfahren mit Auto, Seilbahn oder Lift, auf einer steilen Treppe, bei hohem Seegang, beim Schaukeln oder Wippen. Es gibt kleine Kinder, die sogar erschreckt aufschreien, wenn sie zu schnell ins Bett niedergelegt werden. Das spezielle Unterscheidungsmerkmal zu anderen Mitteln: das große Angst- und Schreckmoment bei diesem Mittel.

Kopfschmerzen und Migräne

Schon jüngere Kinder können immer wieder unter Kopfschmerzen leiden, sogar echte Migränen mit vielfältigen Begleitsymptomen, wie Übelkeit, Erbrechen, Sehstörungen, Lichtempfindlichkeit u. a., kommen ab dem Schulalter vor. Ist Ihr Kind von Kopfschmerzen geplagt, beobachten Sie es auf auslösende Faktoren, wie Wetterwechsel, Föhn, körperliche oder geistige Anstrengung, Schulkopfschmerzen, Sehstörungen und Nahrungsmittelunverträglichkeiten. Liegt bei Ihrem Kind auch eine erbliche Veranlagung vor? Die Schulmedizin bietet im Wesentlichen nur eine Behandlung mit Schmerzmitteln an. Die homöopathische Konstitutionstherapie kann hier Hervorragendes leiten. Das Ziel ist, die Häufigkeit und Schwere der Kopfschmerzanfälle und somit auch den Bedarf an Schmerzmitteln ganz deutlich zu senken. Von den zahlreichen Kopfschmerzmitteln in der Homöopathie sind einige schon in verschiedenen Kapiteln dieses Buches beschrieben und werden hier noch einmal kurz zusammengestellt. Lassen Sie sich dabei auch im Akutfall unbedingt von Ihrem Homöopathen beraten, um unnötige Verschlimmerungen zu vermeiden.

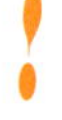

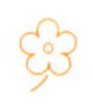

Aconitum (Sturmhut) D12. Dosierung siehe S. 14.
Plötzlicher Kopfschmerzanfall (siehe S. 81).

Belladonna (Tollkirsche) D12. Dosierung siehe S. 14.
Bei Fieber, Hitze, Kopfbewegungen, -berührung (siehe S. 82).

Gelsemium (Falscher Jasmin) D12. Dosierung siehe S. 14.
Bei Hitze und Föhn (siehe S. 126ff.).

Natrium muriaticum (Natriumchlorid, Kochsalz) D12.
Dosierung siehe S. 14.
Bei Aufenthalt in der Sonne (siehe S. 126ff.)

Natrium carbonicum (Natriumcarbonat) D12 und
Glonoinum (Nitroglyzerin) D12. Dosierung siehe S. 14.
Bei Sonnenstich (siehe S. 126ff.).

Phosphorus (Phosphor) D12. Dosierung siehe S. 14.
Bei Wetterwechsel (siehe S. 85).

Dulcamara (Bittersüß) D12. Dosierung siehe S. 14.
Nach Nässe und Kälte (siehe S. 86).

Cocculus (Kockelskörner) D12. Dosierung siehe S. 14.
Nach Schlafmangel (siehe S. 98).

Ruta (Weinraute) D12. Dosierung siehe S. 14.
Nach Überanstrengung der Augen (siehe S. 58).

Okoubaka (Westafrikanische Pflanze) D4. Dosierung siehe S. 14.
Nach Lebensmittelunverträglichkeit (siehe S. 37).

Nux vomica (Brechnuss) D12. Dosierung siehe S. 14.
Nach nervlicher Überreizung (siehe S. 106f.).

Magnesium phosphoricum (Magnesiumphosphat) D12.
Dosierung siehe S. 14. Bei Durchfall (siehe S. 104).

Arnica (Bergwohlverleih) D12. Dosierung siehe S. 14.
Bei Kopfverletzungen und Gehirnerschütterungen (siehe S. 123f.).

Panik siehe »Schreck, Panik« S. 115

Schlafprobleme

Kinder, die lange zum Einschlafen brauchen oder nicht durchschlafen können, bedeuten ein großes Problem für ruhebedürftige Eltern und Geschwister, umso mehr, wenn kein Grund für die Störung erkennbar ist und optimale Bedingungen für einen ungestörten Schlaf vorliegen. Viele Kinder brauchen in den ersten Lebensjahren ein festes Einschlafritual, was durchaus zu unterstützen ist. Die Nacht ist für manche Kinder eine Zeit hochkommender Ängste und anderer nicht verarbeiteter Emotionen. So können Ärger, Kummer, unbegründbare Nacht- und Dunkelängste, eine ängstliche Erwartung des nächsten Tages wie auch eine übergroße freudige Erregung der notwendigen Entspannung im Schlaf entgegenstehen.

Schlafstörungen

Wenn schlafsensible Kinder auf eine konsequent eingehaltene Zubettgehzeit, eingespielte Einschlafrituale, ihr festes Schlaftier oder eine Puppe als Schlafbegleiter, einen offenen Türspalt oder ein kleines Nachtlicht gut ansprechen, werden alle mit dieser Lösung zufrieden sein. In der Praxis können sich allerdings Schlafstörungen als sehr hartnäckig und allen Bemühungen trotzend erweisen. Hier sollten unbedingt vor dem Einsatz chemischer Schlaf- und Sedierungsmittel erst die homöopathischen Möglichkeiten fachgerecht zur Anwendung kommen.

Die homöopathische Behandlung kann entweder als situationsregelnde Akutbehandlung oder als konstitutionelle Therapie der ganzen Person ausgleichend wirken. Hierbei werden die Empfindlichkeiten des Kindes, die Frage einer Reizüberflutung, sein Verhalten während der Nacht, die Schlaflage, die Frage, ob es mehr zugedeckt oder aufgedeckt schläft, der Inhalt von einzelnen Träumen, der Einfluss von Mondphasen, die Zeit des Aufwachens und viele andere Symptome ausgewertet. Viele homöopathische Mittel stehen dann zur Verfügung, allerdings gibt es keine Patentrezepte. Immer muss zuerst die individuelle Konstellation der Störung geklärt werden. Nachfolgend kann nur eine sehr kleine Auswahl von typischen

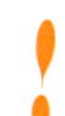

Situationen und ihrer Mittel gezeigt werden. Organische Hindernisse, wie Atemwegsprobleme, vergrößerte Polypen oder Mandeln, Kehlkopferkrankungen, Zahnungskomplikationen u.a., sollten vorher ausgeschlossen werden.

Belladonna (Tollkirsche) D12, D30. Dosierung siehe S. 14.
Ihr Kind ist vor allem in der ersten Nachthälfte unruhig. Es schreckt durch schlechte Träume, Visionen oder Husten auf und möchte, dass ein Licht brennt. Es ruckt und zuckt im Bett. Trotz Müdigkeit ist kein Schlafen möglich. Auffällig sind Kopfrollen und Schwitzen. Es handelt sich hierbei um sehr reizempfindliche Kinder.

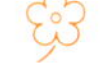

Arsenicum album (Weißes Arsenik) D12, D30.
Dosierung siehe S. 14.

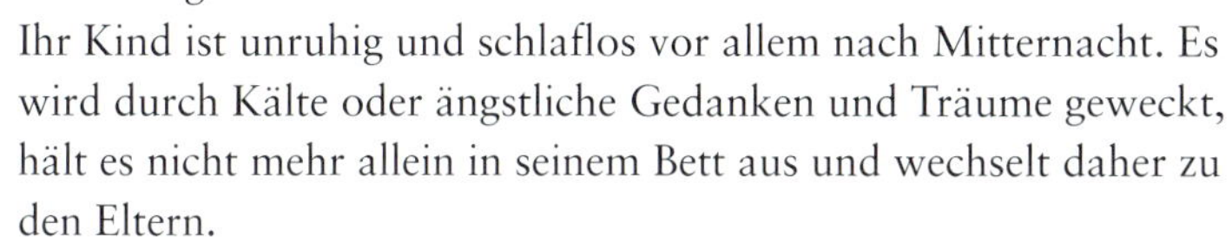

Ihr Kind ist unruhig und schlaflos vor allem nach Mitternacht. Es wird durch Kälte oder ängstliche Gedanken und Träume geweckt, hält es nicht mehr allein in seinem Bett aus und wechselt daher zu den Eltern.

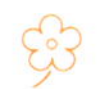

Stramonium (Stechapfel) D12, D30. Dosierung siehe S. 14.
Ihr Kind fürchtet die Nacht und jede Dunkelheit. Es muss unbedingt ein Licht brennen. Es leidet an unheimlichen, wilden Träumen und schreckt wiederholt hoch (Nachtschreck). Lebhaftes Reden, Lachen, Weinen im Schlaf und Schlafwandeln können vorkommen.

Phosphorus (Gelber Phosphor) D12, D30.
Dosierung siehe S. 14.

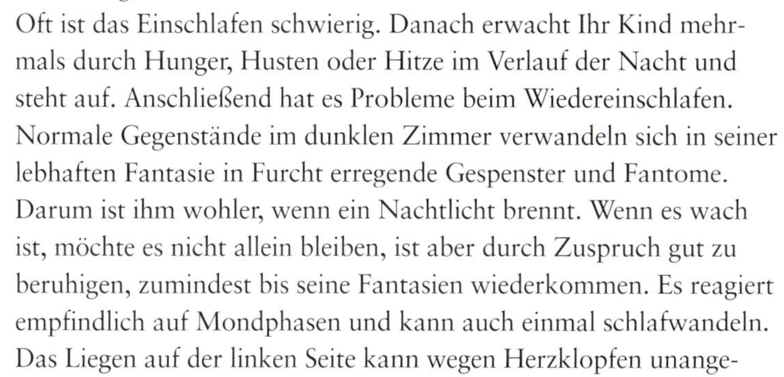

Oft ist das Einschlafen schwierig. Danach erwacht Ihr Kind mehrmals durch Hunger, Husten oder Hitze im Verlauf der Nacht und steht auf. Anschließend hat es Probleme beim Wiedereinschlafen. Normale Gegenstände im dunklen Zimmer verwandeln sich in seiner lebhaften Fantasie in Furcht erregende Gespenster und Fantome. Darum ist ihm wohler, wenn ein Nachtlicht brennt. Wenn es wach ist, möchte es nicht allein bleiben, ist aber durch Zuspruch gut zu beruhigen, zumindest bis seine Fantasien wiederkommen. Es reagiert empfindlich auf Mondphasen und kann auch einmal schlafwandeln. Das Liegen auf der linken Seite kann wegen Herzklopfen unangenehm sein. Das Schlafbedürfnis ist insgesamt nicht sehr groß, schon nach einem kurzen Schlaf fühlt es sich wieder fit und wie neugeboren.

Sulphur (Schwefel) D12, D30. Dosierung siehe S. 14.
Ihr Kind kann durch das kleinste Geräusch wach werden, man spricht von einem »Katzenschlaf«. Dabei ist sein Schlaf auch sehr ruhelos, es bewegt sich im Schlaf kreuz und quer im Bett, fällt auch mal heraus. Es deckt sich gern ab, da es unter der Decke offensichtlich zu warm ist, und würde auch nackt schlafen. Bei Vollmond schläft es schlecht. Manchmal kann es gar nicht schlafen und ist hellwach. Dann sucht es Unterhaltung, will spielen oder essen oder schreit nur noch. Den fehlenden Schlaf holt es am Tage nach. Sulphur ist manchmal ein Mittel, wenn nichts anderes mehr gegen Schlaflosigkeit hilft.

Weitere Mittel für Kinder mit einem erhöhten nächtlichen Wachheitsgrad bzw. verkehrtem Schlaf-Wach-Rhythmus:

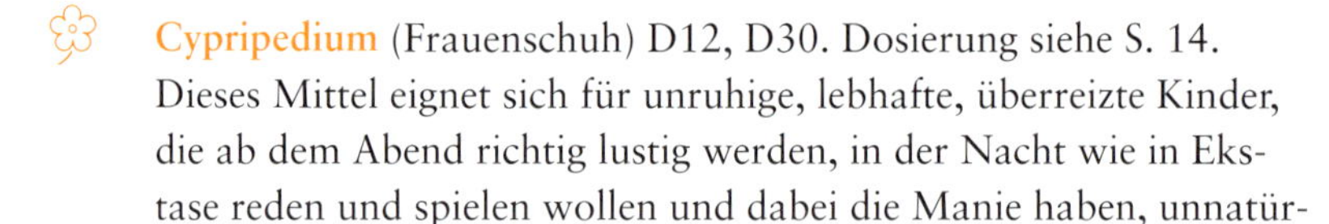

Cypripedium (Frauenschuh) D12, D30. Dosierung siehe S. 14.
Dieses Mittel eignet sich für unruhige, lebhafte, überreizte Kinder, die ab dem Abend richtig lustig werden, in der Nacht wie in Ekstase reden und spielen wollen und dabei die Manie haben, unnatürlich zu lachen.

Jalapa (Jalapaknolle) D12, D30. Dosierung siehe S. 14.
Ihr Kind ist nachts schlaflos und schreit dabei immer wieder laut. Bauchschmerzen oder Durchfall können dabei eine Rolle spielen, es kann aber auch ohne jeden Grund vorkommen. Am Tag verhält sich Ihr Kind völlig normal.

Coffea cruda (Rohkaffee) D12, D30. Dosierung siehe S. 14.
Das Mittel beruhigt freudig-begeistert erregte, geradezu wie durch zu viel Kaffee überdrehte Kinder. Ihr Kind ist empfindlich, reizbar und geistig überaktiv, eine Flut von Gedanken und Fantasien geht durch seinen Kopf. Dabei kann es pausenlos reden. Die Erregung kann sich bis zum Schwitzen steigern. Das Kind kommt einfach nicht zur Ruhe.

Schreck, Panik

Eine unmittelbar und überraschend eingetretene Schrecksituation, mit der das Kind nicht rechnen konnte und der es hilflos ausgeliefert ist, kann zu tiefen und zum Teil bleibenden Schreck- und Panikreaktionen führen. Das kann schon vorkommen, wenn es Augenzeuge von Katastrophen und Unfällen wird, umso mehr bei lebensbedrohlichen Krankheitssituationen wie Krupp- und Asthmaanfällen am eigenen Leib.

Aconitum (Sturmhut) D12 bis D30.
Dosierung: 5 Globuli, gegebenenfalls ein paar Mal wiederholen.
Gut geeignet ist auch C30 oder 200. Dosierung: 2 Globuli, eine Gabe.
Infolge eines großen Schrecks stellen sich bei Ihrem Kind Schock- und Panikreaktionen ein mit Symptomen wie Herzklopfen, hektische Atmung, Taubheit oder Lähmung der Glieder. Angst- und Unruhezustände, auch Schreiattacken angesichts oder nach einer aufregenden Situation sprechen gut auf Aconitum an. Auch wenn ein Schreckerlebnis schon längere Zeit zurückliegt und immer noch Folgen, z. B. Schlafstörungen, Schreckvisionen und Ängste, hinterlässt, kann, abgesehen vom Konstitutionsmittel, Aconitum in sehr hohen Potenzen, von einem erfahrenen Therapeuten überwacht, rückwirkend die Schreckprägung ausgleichen.

Widerspruch und Aggression

Nicht alle Kinder sind so gehorsam und brav, wie manche Eltern sich das wünschen. Der Widerspruchsgeist mancher Kinder kann recht gesund entwickelt sein. Wenn dieses Verhalten bis zu Aggressionen gegen Familienmitglieder oder zerstörerischem Verhalten führt, ist eine Therapie hilfreich. Die konstitutionelle Behandlung bei einem Homöopathen vermag sehr gut die inneren Spannungen herauszunehmen.

Deswegen sei hier nur auf eine spezielle und bei Kleinkindern typische Zornreaktion, den *kindlichen Schreikrampf,* eingegangen. Manche Kleinkinder können, wenn ihnen momentan etwas nicht passt, völlig übertrieben reagieren. Sie lassen sich voll Trotz auf den

Boden fallen, schlagen mit Händen und Füßen und schreien sich dabei regelrecht »weg«, bis sie keine Luft mehr bekommen und blau anlaufen. In diesem Fall hilft folgendes Mittel:

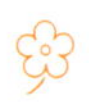

Ignatia (Ignatiusbohne) C30 oder C200, Dosierung siehe S. 14. Dieses Mittel verhindert das Schlimmste und hilft, dass die kindlichen Schreikrämpfe eine Zeit lang ausbleiben. Als Eltern geraten Sie leicht in Panik, wenn Ihr Kind in der Wut die Luft anhält. Diese hysterische Reaktion ist aber nicht wirklich bedrohlich, im letzten Moment setzt die Atmung wieder ein.

Erste Hilfe bei Verletzungen und Notfällen, im Alltag und auf Reisen

Im Leben mit Kindern passiert manch Unvorhergesehenes ... Schrammen und Beulen, blaue Flecken und manch andere Blessur müssen immer wieder versorgt werden. Glücklicherweise bleibt das meiste harmlos. Oft lassen Zuwendung, tröstende Worte und eine »Zaubersalbe« den Kummer rasch vorübergehen. Dennoch sollten Eltern auf Verletzungen und Notfälle gut vorbereitet sein, die im Alltag und auf Reisen durchaus passieren können. Im Haushalt, im Garten, auf der Straße lauern Tausende Gefahren. Beugen Sie Unfällen vor, in dem Sie eine kindersichere Umgebung schaffen.

Allergischer Schock

Kinder reagieren in stärkerem Ausmaß als Erwachsene auf Unverträgliches. Es kann zu starken allergischen Reaktionen kommen, wenn ein Kontakt mit solchen Stoffen stattfindet, auf die ein Kind hochgradig allergisch ist. Das können Bienen- oder Wespengift, Nahrungsmittel (am häufigsten Kuhmilch-, Hühnereiweiß, Fisch, Nüsse) oder Medikamente sein oder auch einmal Allergene, die durch die Atmung aufgenommen werden (Pollen, Tierhaare). Bei einer entsprechend starken Sensibilisierung kann es außer rein lokalen Reaktionen an Haut und Schleimhäuten mit Schwellung, Juckreiz oder Taubheitsgefühl zu einer allgemeinen Schockreaktion mit Atemproblemen und Kreislaufversagen kommen. In einem solchen Fall des so genannten anaphylaktischen Schocks muss der Notarzt gerufen werden.

Allergischer Notfall
Eltern von Kindern, bei denen ein entsprechend hohes Allergierisiko bekannt ist, sollten immer eine Notfallspritze mit Adrenalin, z. B. Anapen®, greifbar haben und mit der Anwendung vertraut sein. Im Ernstfall rufen Sie bitte zusätzlich den Notarzt!

Folgende homöopathische Medikamente sind geeignet:

Apis mellifica (Bienengift) C200, C1000.
Dosierung: 2 Globuli, eventuell wiederholt.
Apis ist geeignet bei allergischen Quaddeln und einer Nesselsucht in allen Schweregraden sowie auch bei Schwellung der Bindehaut, der Lider, der Lippen, des Mundes.

Acidum carbolicum (Eisessig) C200. Dosierung: 2 Globuli.
Dieses Mittel geben Sie unterstützend bei einem anaphylaktischen Schock mit Kreislaufversagen und Atemproblemen.

Augenverletzungen siehe S. 52ff.

Bisse und Stiche

Nicht selten tragen Kinder beim Spiel mit ihren Hausgenossen Bisse davon oder bekommen Stiche von Insekten zu spüren. Sollte Ihr Kind einmal von einem Wildtier gebissen worden sein, muss man auch an Tollwut denken, gegen die es eine Impfung gibt. In vielen akuten Fällen hilft folgendes Mittel:

Ledum (Sumpfporst) D6 bis C10000. Dosierung siehe S. 14. Ledum ist das richtige Mittel bei punktförmigen Stich- und Bisswunden durch feine spitze Zähne oder Stacheln, wie von Mücken, Flöhen, Zecken, Seeigeln, Hamstern oder den Milchzähnen junger Hunde. Verletzungen durch größere Tiere werden eher entsprechend den Empfehlungen unter »Hautabschürfungen, Platzwunden, Risse und Kratzer«, S. 121f. behandelt. Bei Stichen hilft Ledum auch, eine Ausbreitung von Gift ins Gewebe bzw. eine Wundinfektion oder eine durch den Stich übertragbare Krankheit zu verhindern (z.B. FSME, Borreliose, Tetanus, Tollwut, Malaria). Einen spezifischen Impfschutz vermag Ledum freilich nicht verlässlich zu ersetzen. Man sollte sich im Zweifelsfall vom Arzt über eine Impfung beraten lassen.

Erste Hilfe bei Zecken
Nach einem *Zeckenstich* kann eine Gabe Ledum C200, C1000 oder C10 000, jeweils 2 Globuli, dazu beitragen, die Übertragung einer Borreliose oder Frühsommer-Meningoenzephalitis (FSME) zu verhindern, wenn sie sofort nach dem Stich gegeben werden. Die Entfernung der Zecke mit einer Zeckenzange (in allen Apotheken) ist die Methode der Wahl. Ihr Kinderarzt sagt Ihnen, auf welche warnende Anzeichen Sie achten sollten, um eine der beiden möglichen Zeckenkrankheiten rechtzeitig zu erkennen.

Quallen und andere Gifttiere

Auch *Quallen* »stechen« mit ihren mikroskopisch kleinen Nesselzellen, die sich an den Tentakeln befinden. Dabei wird beim Kontakt ein stacheliger Fortsatz mit Widerhaken ausgeschleudert und eine winzige Menge Gift in die Haut geleitet. Man entfernt sogleich eventuell auf der Haut verbliebene Nesselkapseln sorgfältig mit

Essig und gibt zunächst einmal Aconitum D12 bis C30 als Schreck-, Schock- und Angstmittel und danach sofort Ledum D12 bis C30 (Dosierung siehe S. 14). Dieses Vorgehen ist auch angezeigt bei Verletzungen durch andere Hohltiere und Stachelhäuter (Seeigel, Seesterne, Seeanemonen, Polypen, Giftkorallen, Giftfische). Nach Kontakt mit solchen Gifttieren erfolgt die sofortige Zerstörung des Giftes, das unerträgliche Schmerzen verursachen kann, durch Eintauchen des betroffenen Körperteils in heißes Wasser.

Apis mellifica (Honigbiene) D6 bis C1000. Dosierung siehe S. 14. Apis hilft bei allen Arten von stark juckenden quaddel- oder nesselartigen Hautreizungen bis hin zu dicken Schwellungen und Wassereinlagerungen im Gewebe (Ödeme). Kühlung bessert dabei die Beschwerden. Es ist auch sehr gut geeignet nach Bienen- und Wespenstichen und jedem Kontakt mit Giften oder Stoffen, die vergleichbare Reaktionen auslösen (siehe »Allergischer Notfall«, S. 118).

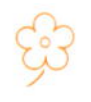

Urtica urens (Brennnessel) ab D4. Dosierung siehe S. 14. Anwendungsgebiet wie Apis.

Schlangenbisse

Wenn Ihr Kind einmal von einer Giftschlange gebissen werden sollte, Blut austritt und die Bissstelle sich blaurot verfärbt, kann es zu einer Gewebszersetzung, Gerinnungsstörung und Blutvergiftung kommen. Geben Sie sofort Ledum (siehe S. 119), um die Ausbreitung des Giftes möglichst zu verhindern, und binden Sie dann die Bissstelle zum Körper hin ab. Suchen Sie unverzüglich einen Arzt auf!
Folgende Mittel sind ebenfalls angezeigt:

Lachesis muta (Buschmeisterschlange) oder Crotalus horridus (Klapperschlange) ab D12. Dosierung siehe S. 14.

Blutergüsse siehe Stoßverletzungen, S. 129f.

Entzündete Wunden siehe »Hautentzündungen«, S. 89f.

Frostschaden der Haut

Leicht kann es einmal bei Babys und Kleinkindern passieren, dass bei einer Ausfahrt, einem Spaziergang oder beim Spielen bei Temperaturen unter Null an den Wangen oder Fingern ein Kälteschaden entsteht. Meist ist eine ärztliche Behandlung jedoch nicht erforderlich. Im Zweifelsfall fragen Sie selbstverständlich Ihren Arzt. Folgende homöopathische Mittel helfen:

Abrotanum (Eberraute) ab D6 oder Agaricus muscarius (Fliegenpilz) ab D6. Dosierung siehe S. 14.
Diese Mittel helfen bei harten Frostbeulen, die jucken und brennen.

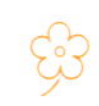

Petroleum (Steinöl) ab D3. Dosierung siehe S. 14.
Petroleum hilft bei spröder, aufgesprungener Haut.

Hautabschürfungen, Platzwunden, Risse und Kratzer

Dank des gesunden Bewegungsdrangs unserer Kinder sind oberflächliche Schürfungen oder Risse in der Haut fast ebenso häufig wie Prellungen und blaue Flecke. Äußerlich werden sie am besten mit Wundgaze und Mullbinde versorgt.

Eine »Universalsalbe«
Eine sehr gute Universalsalbe, auch für infizierte Wunden, ist Unguentum Truw®.
Sie enthält Arnica, Hypericum, Calendula und Echinacea unpotenziert in Urtinkturen.

Homöopathisch hat sich folgendes Mittel bewährt:

Calendula (Ringelblume) D2, D3 oder höher.
Dosierung: Wiederholt 5 Globuli geben.
Bei verschmutzten und eiternden Wunden auch äußerlich verdünnte Calendulatinktur oder in etwas Wasser aufgelöste Globuli (1–2 Tee-

löffel auf 1/2 l Wasser) bzw. Calendula-Salbe auf die Wunde auftragen und einen Verband auflegen.
Calendula hilft bei unregelmäßig begrenzten, ausgerissenen, unterschiedlich tiefen Schürfwunden und Gewebszerreißungen. Es schützt auch vor Wundinfektion und zu starker Narbenbildung. Zudem ist es das richtige Mittel für den so genannten *Radlerfuß*, d.h. die Schürfung und Quetschung durch Radspeichen. Bei größeren Quetschungen können Sie zusätzlich Hypericum geben, siehe S. 125.

Hitzschlag

siehe »Sonnenbrand, Sonnenstich, Hitzschlag«, S. 126f.

Knochenbrüche

! Frakturen werden nach einem Unfall oft erst in der Klinik festgestellt. Schon bei einem Verdacht, wenn die kleinste Bewegung sehr weh tut, sollte man das Kind nicht weiter berühren oder bewegen, sondern den Bereich durch Rettungssanitäter fixieren lassen und umgehend in ärztliche Versorgung bringen.
Unterstützend können Sie folgende Mittel geben:

Arnica montana (Bergwohlverleih) D oder C200 bis 1000.
Dosierung: Je nach Schwere, siehe S. 14.
Arnica ist das universelle Trauma-, Schmerz- und Schockmittel und verhindert hervorragend innere Blutungen.

Symphytum (Beinwurz) C oder D1–D6.
Dosierung: Alle paar Stunden 5 Globuli.
Nach Einrichten der Fraktur wird dieses Mittel nach der Erstgabe von Arnica verabreicht; es fördert das Zusammenwachsen.

Ruta (Raute) D4, D6. Dosierung siehe S. 14.
Ruta ist speziell geeignet, wenn die Knochenhaut ebenfalls verletzt ist. Die Symptome sind brennender Schmerz, Unruhe und verstärkter Schmerz beim Hängenlassen des gebrochenen Gliedes.

Calcium phosphoricum D12 oder C12 bis C200.
Dosierung siehe S. 14.
Calcium phosphoricum wird bei einer *Grünholzfraktur* gegeben. Von einer Grünholzfraktur spricht man, wenn der noch weiche kindliche Knochen in der unversehrten Knochenhaut gesplittert ist, was bei Kindern häufiger vorkommt.

Die Erstversorgung bei Verletzungen
Bei einer Verletzung oder einem Unfall ist es unbedingt erforderlich, Ruhe zu bewahren – auch wenn es manchmal nicht leicht ist. Nur so können Sie besonnen und richtig handeln und Ihr Kind fachgerecht versorgen. Bei schweren Verletzungen rufen Sie außerdem den Notarzt – am besten macht dies eine andere anwesende Person.

Bryonia (Zaunrübe) D oder C12 bis C200. Dosierung siehe S. 14. Bryonia wird bei Rippen- und Schlüsselbeinbrüchen gegeben. Dabei verschlimmert jede Bewegung die Schmerzen, während Druck auf die verletzte Stelle den Schmerz verringert. Eine Fixierung des Brustkorbs mit einem Spezialverband ist der Heilung förderlich.

Kopfprellungen

Nach einem Sturz auf den Kopf, von der Wickelkommode, Schädelprellungen und Schädelbrüchen mit Kopfschmerzen oder drohender Gehirnerschütterung hat sich folgendes Mittel bewährt:

Arnica montana (Bergwohlverleih) D200 oder C 200. Es ist eines der Mittel, die von homöopathischen Ärzten auch bei einer Hirnblutung gegeben werden. Nach einem der oben genannten Unfälle können Sie dem Kind sofort eine Arnica-Hochpotenz, z. B. C200, 2 Globuli, oder D200, 5 Globuli, geben und anschließend den Arzt oder eine Kinderklinik aufsuchen. Nach dem Unfall muss das Kind etwa 24 Stunden überwacht werden und dabei muss auf Kopfschmerzen, Bewusstseinsveränderungen, Pulsschwankungen und neurologische Veränderungen geachtet werden.

Arnica: das Notfallmittel
Arnica montana (Bergwohlverleih, Fallkraut) ist das klassische Erstmittel für alle Wunden und Verletzungen. Das Spektrum reicht vom einfachen Muskelkater bis zu Stürzen, stumpfen Gewebsverletzungen, Prellungen, Blutergüssen, Beulen, Frakturen und offenen blutenden Verletzungen. Die Bewegung schmerzt, das Kind fühlt sich geschockt und wie geschlagen oder gerädert, die Kräfte sind aufgebraucht. Es besteht ein Bedürfnis nach absoluter Ruhe, das Kind erträgt keine Berührung und Erschütterung, manchmal nicht einmal die Annäherung anderer Personen. Arnica kann wie sonst nur Aconitum gleichzeitig auch den Schreck oder Schock durch eine Verletzung positiv beeinflussen. Dosierung: Ab D12, D30, C200 und höher. Die niedrigen Potenzen können mehrmals am Tag gegeben werden, die hohen werden nach Bedarf in Absprache mit Ihrem Homöopathen wiederholt.

Kreislaufkollaps

Ein Kreislaufversagen kann z. B. bei entsprechend sensiblen Kindern schon durch plötzliches Erschrecken oder infolge einer ungewohnten Belastung durch langes Stehen oder eine schwer verlaufende, auszehrende Infektion vorkommen. Plötzliche Ohnmacht mit Umkippen erleben wir typischerweise häufig bei Jugendlichen während eines Wachstumsschubs. Dabei schaltet der strapazierte Kreislauf, der ja auch gegen die Schwerkraft arbeiten muss, auf eine Art Notversorgung der lebenswichtigen Organe um. In der horizontalen Lage geht es dann auch meist bald wieder besser. In vielen Fällen liegt dabei ein Blutdruckabfall zugrunde. Dann hilft es, das Kind flach auf den Boden zu legen, die Beine hoch zu lagern und folgendes Mittel zu verabreichen:

Veratrum album (Weiße Nieswurz) D4 bis C30. Dosierung: eine Gabe. Es wirkt hervorragend bei momentaner Kreislaufschwäche mit Blässe und kaltem Schweiß.

Mund- und Lippenverletzungen siehe Zahnverletzungen S. 78

Operationen

Auch bei Operationen kann man unterstützend zur Schmerzlinderung sowie zur besseren Abheilung homöopathisch behandeln. Folgende Mittel haben sich dabei bewährt:

Arnica montana (Bergwohlverleih) D oder C 200 bis 10000.
Dosierung: Je nach Umfang des Eingriffs die höhere Potenz.
Muss ein Zahn gezogen werden, wirkt eine vorbeugende Gabe von Arnica kurz vor dem Eingriff hervorragend. Damit kann effektiv Nachblutungen oder Wundinfektionen vorgebeugt werden. Das Gleiche gilt für jede andere größere Operation. Arnica kann natürlich, wenn es vergessen wurde, auch noch nach der Operation genommen werden.

Hypericum (Johanniskraut) C200, C1000. Dosierung siehe S. 14.
Dieses Mittel ist angezeigt, wenn sich nach einer Operation herausstellen sollte, dass ein Nerv verletzt worden ist. Dies zeigt sich in nadelstichartigen Schmerzen im Bereich des betroffenen Nervs.

Quetschungen

Quetschungen entstehen, wenn Körperteile starkem Druck ausgesetzt waren. Vor allem Finger und Zehen sind sehr reich an Nerven und deswegen besonders schmerzempfindlich.
Folgende Mittel haben sich bewährt:

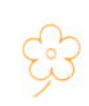

Hypericum (Johanniskraut) D12 oder C12 bis C200.
Dosierung siehe S. 14.
Hypericum ist das Mittel für Verletzungen an nervenreichen Stellen, so z.B. an Fingern und Zehen oder auch für eine *Steißbeinprellung,* wenn Ihr Kind heftig auf den Po gefallen ist, was sehr schmerzhaft sein kann.

Ledum (Sumpfdorst) D12 oder C12 bis C200. Dosierung siehe S. 14.
Ledum ist das richtige Mittel, wenn die Schmerzen trotz Hypericum länger andauern und die verletzte Stelle kalt ist und trotzdem Kälte den Schmerz bessert.

Schlangenbisse siehe »Bisse und Stiche« S. 120

Schnittwunden

Als Schnittwunden gelten alle Verletzungen, die glatt begrenzt sind, also z. B. Schnitte mit einem scharfen Messer oder einer Papierkante sowie tiefe glatte Kratzer.

Staphisagria (Stephanskörner) D6. Dosierung siehe S. 14.
Dieses klassische Mittel für glatte Schnittverletzungen ist auch geeignet zur Unterstützung und schnelleren Heilung chirurgischer Hautschnitte nach Operationen. Zu nicht glatt begrenzten, ausgerissenen Schnitten siehe Risse, S. 121f.

Sonnenallergie siehe S. 92f.

Sonnenbrand, Sonnenstich, Hitzschlag

Kommt es doch einmal zum Sonnenbrand, so entspricht die Verletzung einer Verbrennung 1. Grades (Rötung) oder 2. Grades (Blasenbildung) und wird ebenso behandelt (siehe S. 130).
Wenn Ihr Kind zu lange in der Sonne war und auch noch vergessen hat, ausreichend zu trinken, kann es zu einem Sonnenstich kommen. Rasch entwickeln sich eine Rötung und Erhitzung des Kopfes, Kopfschmerzen, Unruhe, Schwindel, Übelkeit bis zu Erbrechen oder Benommenheit, schlimmstenfalls Bewusstlosigkeit. Wenn es gleichzeitig zu einem Anstieg der Körpertemperatur über 40 °C gekommen ist, spricht man von einem Hitzschlag. Der Zustand kann sich bis zur Bewusstlosigkeit oder Krampfanfällen steigern. Wichtig ist in einer solchen Situation, dass Sie Ihr Kind sofort in einen kühlen, schattigen Raum bringen und es in Kopfhochlage legen. Mit kühlen

äußeren Anwendungen und Getränken versuchen Sie dann vorsichtig, die Körperhitze abzuleiten. Spätestens bei schwankender Kreislauf- oder Bewusstseinslage wird der Notarzt notwendig!

Sulphur (Schwefel) D12 bis C30. Dosierung siehe S. 14.
Dieses Mittel eignet sich für überhitzte Kinder, die einen zu langen Aufenthalt, z. B. in einem heißen Auto, nicht vertragen haben, aber noch einen gutem Allgemeinzustand aufweisen.

Aconitum (Sturmhut) D6 bis D30. Dosierung: 5 Globuli.
Geeignet ist auch C30 oder C200. Dosierung: 2 Globuli, eine Gabe. Aconitum kann als Erstmittel anderen Mitteln vorausgeschickt werden, wenn sich innerhalb ganz kurzer Zeit Symptome nach zu langem Aufenthalt in praller Sonne entwickeln.

Belladonna (Tollkirsche) ab D12. Dosierung siehe S. 14.
Ihr Kind klagt über klopfende Kopfschmerzen, sein Puls klopft, sein Gesicht ist gerötet und heiß und die Pupillen geweitet. Bringen Sie Ihr Kind in diesem Fall bitte unverzüglich zum Arzt.

Schützen Sie Ihr Kind vor Sonnenbrand
Die Empfindlichkeit der Kinderhaut auf UV-Strahlung ist inzwischen hinreichend bekannt. Eine helle langärmelige Baumwollkleidung sowie ein breitkrempiger Sonnenhut oder eine Schirmkappe mit Nackenschutz sollten zur Standardausrüstung an Sonnentagen im Hochsommer gehören. Zusätzlich sollte die Haut beim Baden mit wasserfester Sonnencreme mit einem Lichtschutzfaktor höher als 20 geschützt werden.

Gelsemium sempervirens (Falscher, gelber Jasmin) D6, D12, D30. Dosierung siehe S. 14.
Das Gesicht Ihres Kindes ist wie bei Belladonna rot und heiß, Ihr Kind hat Fieber, aber keinen Durst. Es empfindet größte Schwäche und ist wie gelähmt. Alles an ihm ist schwer. Es kann sich nicht mehr auf den Beinen halten und schwankt. Es zittert, hat Kopfschmerzen und Sehstörungen. Auch hier ist ein sofortiger Arztbesuch erforderlich.

Natrium carbonicum (Soda) D12 bis C200. Dosierung siehe S. 14.
Wenn nach einem überstandenen Sonnenstich weiterhin Beschwerden wie Fieber, Kopfschmerzen, Schwindel sowie eine Beeinträchtigung des Denkvermögens beim Aufenthalt in der Sonne auftreten.

Splitter in der Haut

Immer wieder haben Kinder Holz- oder andere Splitter in der Haut, die sich manchmal gar nicht so leicht entfernen lassen. Auch hier gibt es homöopathische Abhilfe.

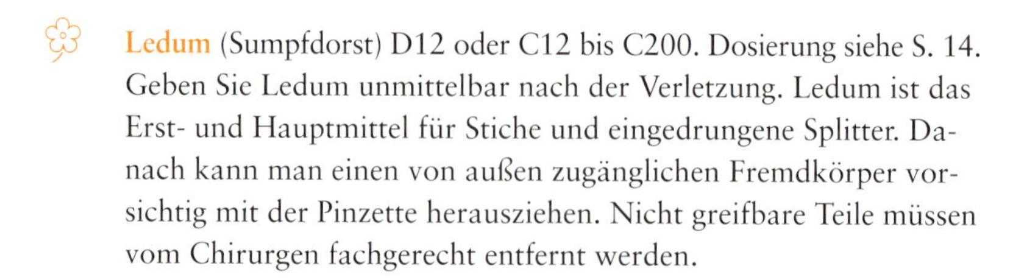

Ledum (Sumpfdorst) D12 oder C12 bis C200. Dosierung siehe S. 14. Geben Sie Ledum unmittelbar nach der Verletzung. Ledum ist das Erst- und Hauptmittel für Stiche und eingedrungene Splitter. Danach kann man einen von außen zugänglichen Fremdkörper vorsichtig mit der Pinzette herausziehen. Nicht greifbare Teile müssen vom Chirurgen fachgerecht entfernt werden.

Hepar sulphuris (Kalkschwefelleber) D12 bis C1000.
Dosierung siehe S. 14.
Hepar sulphuris ist das richtige Mittel, wenn die Splitterwunde eitert.

Silicea (Kieselsäure) ab D12. Dosierung siehe S. 14.
Silicea unterstützt die Austreibung eines eingewachsenen oder abgekapselten Splitters.

Stiche siehe »Bisse und Stiche« S. 119

Stoßverletzungen, Blutergüsse, Verstauchungen, Zerrungen, Überdehnungen, Verrenkungen, Umknicken

Kinder stoßen sich beim Toben, Spiel und Sport häufig, und nicht selten bildet sich dabei ein Bluterguss im Gewebe oder eine Beule am Kopf. Dabei kommt es in der Regel zu einer schmerzhaften und meist dunkelrot, bläulich oder schwarz-bläulich verfärbten Verdickung oder Schwellung in dem verletzten Bereich (hier hilft auch eine Kältepackung gut!). Alle weiteren Bewegungen sind sehr erschwert, ja schon die bloße Berührung oder die geringste Erschütterung können schmerzen. Die heilende Wirkung von **Arnica mon-**

tana greift überall dort, wo kleinere Blutgefäße zerrissen werden und Blut ins benachbarte Gewebe auszutreten droht. So erklärt sich auch die außerordentlich gute Wirkung bei den meisten Unfallarten.

Arnica montana (Bergwohlverleih) D oder C12 bis C200 oder C1000 je nach Schwere.
Wenn eine Muskelzerrung mit Bluterguss und den entsprechenden Symptomen: Schwellung, rötliche und später blaugrünliche Verfärbung sowie Druckschmerz, einhergeht und auch dann, wenn man wegen des spezifischen Mittels im Zweifel ist, ist Arnica das Mittel der ersten Wahl. Siehe auch »Arnica: das Notfallmittel«, S. 124.

Erste Regel bei Verstauchungen und Zerrungen:
Ruhigstellen, Fixieren, eventuell Schienen, Eisbeutel sind immer richtig!

Rhus toxicodendron (Giftsumach) D oder C12 bis C1000.
Dosierung siehe S. 14.
Dieses Mittel wird gegeben, wenn eine Sehnen- oder Muskelzerrung ohne nennenswerten Bluterguss vorliegt, aber mit Steifigkeit und zunächst starkem Schmerz, der bei vorsichtiger Bewegung besser wird. Das Mittel wird vor allem bei Verstauchungen, Zerrungen, Überdehnungen, Verrenkungen, Umknicken eingesetzt.

Bryonia (Zaunrübe) D oder C12 bis C1000. Dosierung siehe S. 14.
Dieses Mittel ist angezeigt, wenn eine Sehnen- oder Muskelzerrung ohne nennenswerten Bluterguss vorliegt, aber mit starken Schmerzen, die sich bei jeder Berührung und Bewegung weiter verschlimmern. Der verletzte Bereich kann geschwollen und überwärmt sein.

Ledum (Sumpfdorst) D12 oder C12 bis C1000.
Dosierung siehe S. 14.

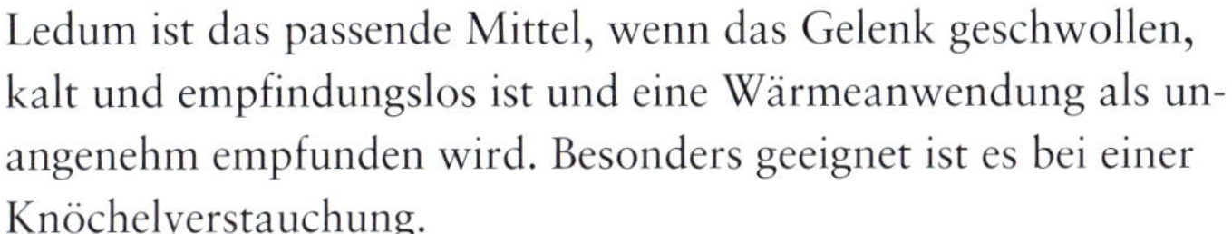

Ledum ist das passende Mittel, wenn das Gelenk geschwollen, kalt und empfindungslos ist und eine Wärmeanwendung als unangenehm empfunden wird. Besonders geeignet ist es bei einer Knöchelverstauchung.

Verbrennungen, Verbrühungen

Leichtere Verbrennungen und Verbrühungen können, solange die Schädigung nicht ausgedehnt, nicht schwerer als 2. Grades und nicht infiziert ist, selbst behandelt werden. Es ist dringend anzuraten, die überhitzten Stellen so schnell wie möglich zu kühlen, um eine Ausbreitung des Hitzeschadens in tiefere Gewebsschichten zu unterbinden. Halten Sie dazu den betroffenen Körperteil Ihres Kindes am besten unter fließendes, kaltes Wasser.

Belladonna (Tollkirsche) ab D12 oder Urtica urens (Kleine Brennnessel) ab D6. Dosierung: gegebenenfalls wiederholte Gaben.
Bei Verbrennung/Verbrühung 1. Grades mit Rötung, Schwellung, Hitzegefühl der Haut und Schmerzen.

Cantharis (spanische Käferart) D12. Dosierung siehe S. 14.
Verbrennung/Verbrühung 2. Grades mit der Bildung von Brandblasen. Bitte öffnen Sie Brandblasen nicht, da der Inhalt der Brandblasen meist noch keimfrei ist. Wenn die Blasen aufgehen, zeigen Sie den Wundgrund bei einer Infektion bitte dem Arzt.

Calendula (Ringelblume) D2 bis D6.
Bei infiziertem Wundgrund geben Sie Calendula. Dosierung: Immer wieder 5 Globuli einnehmen und/oder äußerlich verdünnt (1–2 Teelöffel auf 1/4 l Wasser) auftragen.

Anhang

Die homöopathische Haus- und Reiseapotheke

Zu einer häuslichen Grundausstattung mit Globuli gehören Mittel, die im Alltag immer wieder eingesetzt werden können. Die in diesem Kapitel ausgewählten 28 Medikamente gehören zu den am häufigsten verordneten homöopathischen Mitteln und haben sich bei den angeführten Beschwerden bestens bewährt. Diese Grundausstattung ermöglicht eine risikofreie Behandlung zahlreicher akuter Beschwerden und Symptome im Alltag und auf Reisen – für Kinder wie für Erwachsene.

Die genaue Beobachtung der Krankheitszeichen und gegebenenfalls die Erfassung der auslösenden Begleitumstände führt direkt zur Wahl und Anwendung des homöopathischen Mittels. Hier liegen freilich auch oft die Grenzen der homöopathischen Selbstbehandlung. Sie sind erreicht, wenn eine positive Wirkung, die man normalerweise relativ rasch erwarten darf, nicht eintritt. In der Regel war dann das Mittel falsch gewählt, und das Problem lässt sich vielleicht nicht ohne das notwendige homöopathische Fachwissen lösen. Hier sollten Sie nicht zögern, einen erfahrenen Homöopathen oder ggfs. den Kinderarzt hinzuzuziehen.

Dosierung:
Bei der hier verwendeten Potenz C12 besteht wie bei allen C-Potenzen die Einzelgabe aus 2 Globuli. Bei allen D-Potenzen besteht eine Einzelgabe aus 5 Globuli.

Wenn das Mittel gut gewirkt hat, kann die Einnahme nach Abklingen der Wirkung wiederholt werden. Prinzipiell wird immer nach diesem Gesichtspunkt des Nachlassens der guten Wirkung wiederholt. Selten kommt es sogar zu einer vorübergehenden Verschlechterung. Ernsthafte gesundheitliche Nachteile oder Schäden entstehen daraus aber nicht. Ungefähre Anhaltspunkte für die Dosierung und Wiederholung der verschiedenen Potenzen kann folgende Tabelle geben:

Niedrige und mittlere Potenzen:

D (C) 4 Potenzen:
ca. 4 x 5 (2) Globuli täglich
D (C) 6 Potenzen:
ca. 3 x 5 (2) Globuli täglich
D (C) 12 Potenzen:
ca. 2 x 5 (2) Globuli täglich
D 30 Potenzen:
ca. 1 x 5 Globuli täglich

Hochpotenzen:

C30, D/C200, D/C1000 D/C 10000:
Zunächst 1 Gabe von 5 bzw. 2 Globuli geben. Über eine eventuelle Wiederholung wird je nach Verlauf in Kontakt mit Ihrem Homöopathen entschieden.

Aconitum (Sturmhut) C12
- Nach Einwirkung von trockener Kälte, kalter Zugluft.
- Nach Schreckerlebnissen, bei Panikreaktionen.
- Erstmittel, d.h. sofort bei Eintreten der ersten Beschwerden einnehmen, z.B. bei:
- plötzlichem Erkältungs- oder Grippegefühl, Schüttelfrost, Niesen, Husten, Heiserkeit, Pseudokrupp, Kopfschmerzen, Asthma, Panik.
- Besonders gut wirksam bei plötzlichen akuten Ohrenschmerzen noch ohne Fieber.

Typisch: Erstmittel bei plötzlichem Auftreten der beschriebenen Zustände.

Die Folgen von Kälte, Nässe und Anstrengung im Vergleich dreier Mittel:
Die Folge von Kälte allein braucht: **Aconitum**, die Kombination von Kälte und Nässe: **Dulcamara**, und die Einwirkung von Kälte, Nässe plus körperlicher Überanstrengung: **Rhus toxicodendron**.

Allium cepa (Küchenzwiebel) C12
- Wässriger Fließschnupfen, evtl. mit Tränenfluss, der sich im Freien bessert und drinnen verschlimmert. Auch bei einem solchen Heuschnupfen.

Typisch: Wichtigstes Mittel bei klarem Fließschnupfen.

Apis mellifica (Bienengift) C12
- Bienen- und Wespenstiche, Schwellungen nach allergischem Kontakt, insbesondere auch der Augenlider, des Gesichts, der Lippen, des Mundes, des Kehlkopfs.
- Nesselsucht mit der Bildung von brennenden Hautquaddeln und Besserung durch Kühlung.
- Wassereinlagerungen im Gewebe, Ödeme (Arzt!).
- Sonnenstich mit Benommenheit bzw. Bewusstseinstrübung (Arzt!).
- Spezielle seltenere Form einer Mandelentzündung mit Schwellung und hellroter Verfärbung der Mandeln und des Zäpfchens, Besserung durch kühle Getränke und kalte Anwendungen oder Durstlosigkeit (Arzt!).

Typisch: Juckende, brennende Schwellungen und Quaddelbildung, Durstlosigkeit, Besserung durch Kälte.

Arnica (Bergwohlverleih) C12
- Blutende Verletzungen, prophylaktisch auch vor Zahnextraktionen, Operationen.
- Prellungen, Blutergüsse, Zerrungen, Schmerzen durch Verletzungen, Muskelkater.
- Gehirnerschütterung am besten C200, (Arzt!).

Typisch: Schmerzen nach Einwirkung von grober Gewalt. Das wichtigste Verletzungsmittel.

Arsenicum album (weißes Arsenik) C12
- Erbrechen und Durchfall mit wässrigen Stühlen, Übelkeit, Bauchschmerzen und Ruhelosigkeit, z.B. bei Magen-/Darminfektionen oder nach verdorbenen Speisen.

- Wässrig-rinnender Fließschnupfen mit wunder Nase, schlimmer in Kälte und im Freien.
- Nächtliche Unruhe, Schlafstörungen, evtl. mit Reizhusten, besonders nach Mitternacht.

Typisch: Kälteempfindlichkeit, Frösteln, unverhältnismäßige Schwäche und Er-schöpfung, Angst. Wärme und Gesellschaft bessern.

Belladonna (Tollkirsche) C12

- Plötzlich hohes Fieber mit rotem Kopf, Schwitzen, glänzenden Augen und weiten Pupillen, Unruhe, Fieberfantasien. Fieberbeginn meist spätnachmittags bis abends.
- Mandelentzündung (Arzt!).
- Ohrenschmerzen mit Fieber, pochend. Wenn Ihr Kind noch nicht fiebert, als erstes Mittel Aconitum versuchen, s. o. (Arzt!).
- Trockener Reizhusten nachts, der besonders nach dem Einschlafen und beim Aufwachen auftritt.
- Schlafstörungen, besonders vor Mitternacht mit Unruhe und Wälzen.
- Pulsierende Kopfschmerzen.
- Fieberkrampf (Arzt!).
- Sonnenbrand, Sonnenstich, Hitzschlag (Arzt!).

Typisch: Erregte Kinder mit heftigen Beschwerden. Roter Kopf, erhitztes, rotes, geradezu dampfendes Gesicht und glänzende Augen. Klopfende, tobende Schmerzen, Empfindlichkeit gegen starkes Licht, gegen Geräusche und Berührung. Ein Mittel, das zur Infektbehandlung häufig eingesetzt werden kann.

Bryonia (Zaunrübe) C12

- Fieberhafte Grippe nach Verkühlung. Durch Berührung, Bewegung und zu viel Wärme schlechter. Ihr Kind möchte Ruhe, hat vielleicht Durst auf kleine Schlucke Kaltes oder Neigung zu Erbrechen.
- Husten mit Schmerzen unter dem Brustbein oder am Brustkorb. Dies kann ein Hinweis auf eine Rippenfellreizung sein (Arzt!).
- Bauchschmerzen, meist rechts (Arzt!, Abklärung einer Blinddarmentzündung!).
- Schmerzen, die schlimmer werden durch jede Bewegung.
- Verstopfung mit ganz trockenen Stühlen.

Typisch: Jede Bewegung verschlimmert, Druck auf die schmerzende Stelle lindert den Schmerz.

Cantharis (spanische Fliege) C12

- Blasenbildung auf der Haut, z. B. bei Verbrennungen, Sonnenbrand, Allergien.
- Harndrang und Brennen beim Wasserlassen (Arzt!).

Typisch: Die Blasen sind größer als 0,5 cm. Der Harndrang wird schlimmer, wenn man fließendes Wasser hört.

Chamomilla (Kamille) C12

- Unerträgliche Blähungskoliken der Säuglinge mit Zusammenkrümmen.
- Hoch akute unerträgliche Ohrenschmerzen, meist nachts.
- Nächtliche Zahnungsbeschwerden, Zahnungsfieber und Zahnungsdurchfall bei Säuglingen.
- Ziehende Zahnschmerzen (Zahnarzt!).

- Grünliche stinkende Durchfälle wie »Spinat mit gehacktem Rührei«.

Typisch: Sehr schmerzempfindliche, außerordentlich gereizte Kinder, die sich nur beruhigen lassen, wenn sie auf dem Arm getragen werden.

Cocculus (Kockelskörner) C12

- Reise- und Seekrankheit mit Schwindel, Übelkeit und Brechreiz, die sich durch Bewegungen und Nahrungsaufnahme verschlimmert.
- Schwäche und Kopfschmerzen nach Schlafmangel.

Typisch: Im geschlossenen Raum geht es besser als an der frischen Luft.

Colocynthis (Koloquinte) C12

- Bauch-, Nabel- und Blähungskoliken und Durchfälle mit schneidenden Bauchschmerzen.
- Zahnschmerzen, wenn der Nerv frei liegt oder wenn Chamomilla nicht geholfen hat (Zahnarzt!).

Typisch: Zusammenkrümmen, Druck auf den Bauch und Wärme bessern.

Dulcamara (Bittersüß) C12

- Muskel-, Gelenk-, Kopfschmerzen, akuter Schiefhals, Blasenbeschwerden, Schnupfen, Augenentzündungen, Durchfall.
- Nesselsucht bei Kälte oder Auskühlung (Kälte-Urtikaria).

Typisch: Die Beschwerden treten als Folge von Kälte, Zugluft in Verbindung mit Nässe auf oder bei Wechsel von warm nach kalt, z.B. warme Tage, kalte Abende.

Eupatorium (Wasserhanf) C12

- Plötzlicher fieberhafter Infekt mit Zerschlagenheitsgefühl, Gliederschmerzen, Kopf-, Hals-, Brustschmerzen. Die Kinder haben keine Lust, etwas zu essen, möchten aber gerne trinken.

Typisch: Der Beginn ist meist schon morgens in der Früh mit Schüttelfrost, großer Mattigkeit und Gliederschmerzen. Neben Belladonna ein sehr häufiges Mittel für grippale Infekte.

Ferrum phosphoricum (Phosphorsaures Eisen) C12

- Allmählich beginnender fieberhafter Infekt mit Frösteln, Schwäche. Die Gesichtsfarbe wechselt zwischen rot und blass.
- Allmählich beginnende Ohrenentzündung mit mildem Verlauf.
- Nasenbluten hellrot bei blassen Kindern im Wachstumsschub.
- Sommerdurchfälle.

Typisch: Langsamer, allmählicher Beginn. Der Allgemeinzustand Ihres Kindes ist nicht so sehr beeinträchtigt wie bei Belladonna oder Eupatorium (»sitzt mit leichterem Fieber im Bett und liest«), es möchte aber in Ruhe gelassen werden.

Gelsemium (wilder Jasmin) C12

- Schleichend beginnende Grippe mit Kopfschmerzen, Muskelschwäche, Frostschauern, besonders nach Wetterwechsel von kühl nach feucht-schwül, z.B. bei Föhn und Gewitter.
- Lampenfieber, Prüfungsangst, Reisefieber, Erwartungsspannung evtl. mit Durchfallneigung.

- Kopfschmerzen vom Nacken her zur Stirn ausstrahlend, besonders bei den oben angegebenen Wetterlagen.

Typisch: Lähmende Schwäche und Zittrigkeit, die Oberlider hängen herab (Ptosis). Durstlos trotz Fieber.

Hepar sulphuris (Kalkschwefelleber) C12

- Bakteriell-eiternde Infektionen, z. B. eitrige Mandelentzündung, Abszesse, Nagelbettentzündung, eitrige Augenbindehautentzündung.
- Rauer bellender oder erstickender Husten, auch Pseudokrupp, besonders wenn er nach Kälte und frühmorgens auftritt.
- Unfrohe Kinder, die nicht lachen oder spielen.

Typisch: Sehr empfindlich gegen Luftzug, Kälte und Schmerzen.

Ipecacuanha (Brechwurzel) C12

- Bronchitis mit rasselndem Husten und festsitzendem Schleim, Würgen und Erbrechen.
- Übelkeit und Durchfall bei Kindern, auch Brechdurchfall mit schaumigen, blutigen Stühlen.

Typisch: Wichtiges Mittel für verschleimten Husten und Asthma.

Kalium bichromicum (Kaliumdichromat) C12

- Schnupfen mit zähem, klebrigem fadenziehendem Nasenschleim.
- Schmerzhafter Nasennebenhöhlenkatarrh, speziell Stirnhöhlenentzündung.

Typisch: Bildung von Krusten und Borken, auch blutigen Nasengeschwüren.

Ledum (Sumpfporst-Pflanze) C12

- Insektenstiche. Wenn stark geschwollen, juckend: besser oder anschließend Apis.
- Alle Stichverletzungen und Bisse durch spitze Zähne.
- Das »blaue Auge«.

Typisch: Verletzungen wie durch feine Nadeln mit lokalem Kältegefühl. Kleine Blutaustritte aus den Blutgefäßen.

Mercurius solubilis (Quecksilber) C12

- Mandelentzündung mit weißen Stippchen und Belägen, üblem Mundgeruch, weißer Zunge (Arzt!).
- Mundfäule, stinkende schmerzhafte Aphthen und Geschwüre mit Speichelfluss.
- Mittelohrenentzündung, vor allem einseitig rechts, eventuell mit ätzendem Ausfluss (Arzt!).
- Nabelstumpfentzündung.
- Hornhautverletzungen durch Funkenflug ins Auge.

Typisch: Schweiße, Drüsenschwellungen, Geschwürsbildung, Zahnabdrücke in der Zunge.

Nux vomica (Brechnuss) C12

- Stockschnupfen mit verstopfter Nase, vor allem nachts, morgendliches Nasenjucken mit Niesreiz und Naselaufen, prinzipiell schlimmer im Freien.
- Juckreiz in Nase, Ohrmuscheln, eustachischer Tube, Augen, Zunge, Gaumen, Kehlkopf, Rachen und Luftröhre bei Allergien, z. B. bei Heuschnupfen.
- Darmverstopfung, schwieriger Stuhlgang, Ihr Kind presst vergeblich.
- Hämorrhoiden, besonders auch blutende.

- Übelkeit, Erbrechen, Sodbrennen, Aufstoßen nach zu reichlichen Mahlzeiten. Erbrechen wird dann als erleichternd empfunden. Schluckauf.
- Nervliche Überreizung, Kopfschmerzen, Schlaflosigkeit durch zu viel Lernen oder Stress.
- Schwierigkeiten beim Tag/Nacht-Rhythmus, tags müde, nachts wach.
- Frösteln, Zugluftempfindlichkeit.

Typisch: Verspannung, Verkrampfung, Überreizung, Überarbeitung.

Okoubaka (Westafrikanische Pflanze) C12

- Lebensmittelunverträglichkeit und -allergie.
- Klima- und Kostumstellungsprobleme auf Reisen mit Übelkeit, Bauchschmerzen, Erbrechen oder Hautreaktionen auf ungewohntes Essen.

Typisch: Unwohlsein bei Unverträglichkeit.

Phosphorus (Gelber Phosphor) D12

- Erhöhte Blutungsneigung, Nasenbluten, Zahnfleischbluten, Neigung zu Blutergüssen.
- Husten und Bronchitis bei Kindern.
- Kehlkopfreizung, Kitzelhusten.
- Heiserkeit durch Kälte und Überanstrengung der Stimme.
- Infekte mit plötzlicher Erschöpfung, nach einer Überanstrengung, durch kalte Witterung.
- Kopfschmerzen nach raschem Wetterwechsel.
- Sensible, mitfühlende, fantasievolle, hippelige Kinder mit übertriebenen Ängsten vor Dunkelheit, Alleinsein, Dieben, Gewitter und Arztbesuchen.
- Schlafstörungen: spätes Einschlafen, häufiges Erwachen, nächtlicher Hunger oder Hitze, das Kind sieht Gespenster, hat Angst alleine und steht auf. Geringer Schlafbedarf, nach Kurzschlaf wie neugeboren.
- Liebt kalte Getränke.

Typisch: Leicht erregbar, aber schnell erschöpft.

Pulsatilla (Wiesenküchen- oder Kuhschelle) C12

- Gelbgrüner, dick-rahmiger Schnupfen, »Rotzglocke«, schlimmer im warmen Zimmer, an der frischen Luft ist alles besser.
- Eitrige Bindehautentzündung, gelbe Absonderung aus innerem Augenwinkel.
- Tränenkanalverschluss bei Säuglingen.
- Mittelohrentzündung, besonders einseitig links. Jammernd und weinerlich. Eventuell Ausfluss aus dem Ohr.
- Ihr Kind weint ganz schnell, reagiert aber sehr dankbar auf Trost.
- Bauchschmerzen, Übelkeit, Durchfall, wenn zu viel, zu fett, zu süß, zu kalt oder alles durcheinandergegessen wurde.

Typisch: Rascher Wechsel von Zuständen und Stimmungen.

Rhus toxicodendron (Giftsumach) C12

- Sehnenzerrung, Muskelkater mit Besserung der Schmerzen nach Bewegung.
- Grippaler Infekt, ausgelöst durch Kälte, Nässe und Überanstrengung mit Unruhe und Gelenksteife.

- Hautausschläge mit kleinen juckenden und nässenden Bläschen, auch Windpocken und Herpes.

Typisch: Überanstrengung, zu Beginn der Bewegung erst ganz schlecht, beim Weiterbewegen dann besser.

Spongia (Badeschwamm) C12
- Pseudokrupp: alle 5–10 Minuten 2 Globuli!
  Günstig ist, wenn man als erstes Mittel sofort einmalig Aconitum gibt, dann mit dem Kind sofort ins Freie geht und dort mit Spongia (oder Hepar sulphuris, wenn der Krupp früh morgens auftritt) fortsetzt. Wenn binnen kurzem keine Besserung eintritt: Infectokrupp Inhal inhalieren oder/und Cortison-Zäpfchen geben, ggfs. zum Arzt!
- Nächtl. Reizhusten mit trockener Kehle und Heiserkeit, besser beim Aufsetzen.

Typisch: Trockener, bellender »Schafshusten«, Atmung krächzend, zischend »wie eine Säge durch ein Brett«.

Sulphur (Schwefel) C12
- Ausschläge und Entzündungen um Körperöffnungen herum, z. B.:
- Rötungen um den After, Juckreiz am After.
- Ausschläge im Windelbereich, Windelsoor.
- Juckreiz und Rötung im Bereich der Schamlippen und des Scheideneingangs, Scheidenpilz.
- Vorhautentzündung.
- Haut- und Fußpilz.
- Entzündung der Lidränder mit Jucken, Beißen und Reiben wie von Sandkörnern.
- Juckreiz auf der Haut ohne sichtbaren Ausschlag.
- Ihr Kind hat Schlafprobleme, besonders weil es beim kleinsten Geräusch wach wird (Katzenschlaf).

Typisch: Schnelle Erhitzung, schnelles übel riechendes Schwitzen, schnell wund und juckend, wäscht sich nicht gerne.

Veratrum album (Weiße Nieswurz) C12
- Kreislaufkollaps mit Schwindel und Ohnmacht durch Blutdruckabfall und Pulsschwäche, Körperkälte und kaltem Schweiß auf der Stirn. Kreislaufversagen aller Art, Übelkeit, Brechdurchfall.

Typisch: Heftig und dramatisch.

Ergänzungssatz 12 Hochpotenzen C200

Sie eignen sich für die im Text besprochenen Notfälle und speziellen Situationen, in denen man vorteilhaft Hochpotenzen einsetzt. Dosierung: Einzelgabe mit 2 Globuli.

Aconitum C200, Apis C200, Arnica C200, Belladonna C200, Bryonia C200, Gelsemium C200, Hepar sulphuris C200, Hypericum C200, Ignatia C200, Ledum C200, Phosphorus C200, Rhus toxicodendron C200

Die homöopathische Haus- und Reiseapotheke sowie der Hochpotenz-Ergänzungssatz ist erhältlich über die »Apotheke im Globus«, 93073 Neutraubling, Tel: (09401) 8182.

Symptom-Tabelle

Hier finden Sie häufige Symptome, die Sie bei Ihrem Kind im Krankheitsfall beobachten können. Zusammen mit Begleitsymptomen, die einzeln oder kombiniert auftreten können, oder besonderen Umständen, unter denen die Symptome auftreten, geben sie Hinweise auf möglicherweise zugrunde liegenden Krankheiten, die in diesem Buch erwähnt werden. Die Tabelle soll Ihnen lediglich als Orientierungshilfe dienen. Zur genauen Diagnose sollten Sie immer Ihren Homöopathen oder Kinderarzt kontaktieren.

Symptome	Mögliche Erkrankung
Atemnot ohne Husten	
• Schnarchen, Anfälligkeit für Mittelohrentzündung, Hörminderung	• Polypen (adenoide Vegetationen), S. 76
• Schwellungen in Mund, Kehlkopf und auf der Haut	• Allergische Reaktion, S. 30ff.
• Verstopfte Nase	• Stockschnupfen, S. 49 • Heuschnupfen, S. 34ff.
Atemnot mit Husten	
• Husten feucht, verschleimt, mit Auswurf, Ziehen beim Ausatmen	• Spastische Bronchitis bei Säuglingen, S. 32 • Asthma bei älteren Kindern, S. 32ff.
• Husten feucht, verschleimt, mit Auswurf, Ziehen und Atemnot anfangs nur beim Einatmen, später auch beim Ausatmen	• Pseudokrupp, S. 44ff.
• Husten feucht, verschleimt, mit Auswurf, Ziehen beim Einatmen, nächtliche Hustenanfälle mit hustenfreien Pausen, fadenziehender Schleim, lange Verläufe	• Keuchhusten, S. 95
• Husten ohne Auswurf, Reizhusten, Ziehen anfangs nur beim Einatmen, später beim Ein- und Ausatmen	• Keuchhusten, S. 95

Symptome	Mögliche Erkrankung
Bauchschmerzen	
• Aufgeblähter Bauch, Windabgang	• Blähungskoliken, S. 18
• Harndrang, Schmerzen beim Wasserlassen, Urinbefund	• Harnwegsinfekt, S. 61ff.
• Übelkeit, Erbrechen, Durchfall, Fieber	• Magen-Darm-Infektion, S. 99ff.
• Schreien und Erbrechen im Strahl im 1. und 2. Lebensmonat	• Magenpförtnerkrampf (Pylorospasmus), S. 24f.
• Nahrungsmittelabhängige Bauchschmerzen, Durchfälle	• Nahrungsmittelallergie, -unverträglichkeit, S. 37f.
• Seltener Stuhl, stellenweise harter Stuhl im Bauch tastbar	• Verstopfung, S. 106f.
Durchfall	
• Übelkeit, Erbrechen, Bauchschmerzen, Fieber	• Magen-Darm-Infektion, S. 99ff.
• Häufig auf Kuhmilch, Hühnerei, Nüsse	• Nahrungsmittelallergie, -unverträglichkeit, S. 37f.
Erbrechen	
• Schreien und Erbrechen im Strahl im 1. und 2. Lebensmonat, Bauchschmerzen	• Magenpförtnerkrampf (Pylorospasmus), S. 24f.
• Übelkeit, Durchfall, Bauchschmerzen, Fieber	• Magen-Darm-Infektion, S. 99ff.
• Erbrechen, Blähungen, Durchfall	• Nahrungsmittelallergie, -unverträglichkeit, S. 37f.
• Kopfschmerzen	• Migräne, S. 110ff.
• Kopfschmerzen, Übelkeit	• Gehirnerschütterung, S. 123
• Übelkeit bei Autofahrt, auf Karussell, Schiff, Schaukel	• Reisekrankheit, S. 98f.
• Kopfschmerzen, Schwindel, Übelkeit, Benommenheit, schlechter Allgemeinzustand, Fieber	• Sonnenstich, S. 126f.

Symptome	Mögliche Erkrankung
Erbrechen (Fortsetzung)	
• Nächtliche Hustenanfälle mit hustenfreien Pausen, fadenziehender Schleim, lange Verläufe	• Keuchhusten, S. 95
Fieber steigt schnell bis über 40 °C	
• Ohne oder mit Hautausschlägen	• Fieberhafte Virusinfekte (Erkältungs-, Influenzaviren), S. 79ff.
• Ohne Hautauschläge, mit Übelkeit, Erbrechen, Durchfall	• Magen-Darm-Infektion, S. 99ff.
• Mit Hautausschlägen	• Drei-Tage-Fieber, S. 95 • Windpocken, S. 96 • Masern, S. 94 • Mumps, S. 95 • Röteln, S. 95 • Ringelröteln, S. 95 • Pfeiffersches Drüsenfieber, S. 95
Fieber im mittleren Bereich 38,5 – 39 °C	
• Ohne oder mit Hautausschlägen, roter Hals, Halsschmerzen	• Scharlach, S. 67, 96
• Ohrenschmerzen, Fieber	• Ohrenentzündung, S. 73ff.
• Schnupfen, Schmerzen, schlechter Allgemeinzustand	• Bakteriell-eitrige Nebenhöhlenentzündung, S. 50f.
• Übelkeit, Erbrechen, Benommenheit, schlechter Allgemeinzustand, Schwindel	• Sonnenstich, S. 126f.
• Hartnäckiger Husten	• Bronchitis, S. 39 • Lungenentzündung, S. 40 (Arzt!)
• Schmerzen beim Wasserlassen	• Harnwegsinfekt, S. 61ff.

Symptome	Mögliche Erkrankung
Husten feucht, verschleimt, mit Auswurf	
• Ohne Atemnot	• Bronchitis, S. 39
• Mit Atemnot, Ziehen beim Ausatmen	• Spastische Bronchitis bei Säuglingen, S. 32 • Asthma, S. 32ff.
• Ziehen und Atemnot anfangs nur beim Einatmen, später auch beim Ausatmen	• Pseudokrupp, S. 44ff.
• Mit Atemnot, Ziehen beim Einatmen, nächtliche Hustenanfälle mit hustenfreien Pausen, fadenziehender Schleim, lange Verläufe	• Keuchhusten, S. 95
Husten ohne Auswurf, Reizhusten	
• Ohne Atemnot, ständiger Hustenreiz vom Kehlkopf ausgehend	• Kitzelhusten, S. 36, 43
• Mit Atemnot, Ziehen beim Ausatmen	• Asthma, S. 32ff.
• Mit Atemnot, Ziehen anfangs nur beim Einatmen, später beim Ein- und Ausatmen	• Keuchhusten, S. 95
Kopfschmerzen	
• Nach feinen Arbeiten und Lesen	• Überanstrengung der Augen, S. 57f.
• Überempfindlichkeit gegen Licht	• Entzündung der Regenbogenhaut, S. 55f. • Augenverletzung, S. 52ff.
• Nur an Schultagen	• Schulkopfschmerzen, S. 110ff.
• Kopfschmerzen verschwinden bei geregeltem Schlaf	• Schlafmangel, S. 112ff.
• bei Wetterwechsel, Schnee, Föhn	• Wetterfühligkeit, S. 110ff.
• Fieber	• Fieberhafte Infekte (Erkältungs-, Influenzaviren), S. 79ff.

Symptome	Mögliche Erkrankung
Kopfschmerzen (Fortsetzung)	
• Schnupfen, Schmerzen, schlechter Allgemeinzustand	• Nebenhöhlenentzündung, S. 50f.
• Übelkeit, Erbrechen, Benommenheit, Fieber, Schwindel	• Sonnenstich, S. 126f.
• Erbrechen	• Gehirnerschütterung, S. 123 • Hirnhautentzündung (Arzt!) • Sonnenstich, S. 126ff. (Arzt!)
Übelkeit	
• Bauchschmerzen, Erbrechen, Durchfall, Fieber	• Magen-Darm-Infektion, S. 94ff.
• Erbrechen, Blähungen, Durchfall	• Nahrungsmittelallergie, -unverträglichkeit, S. 37f.
• Kopfschmerzen	• Migräne, S. 110ff.

Empfehlenswerte Literatur

Zu praktischen Behandlungsfragen

Hirte, Martin: Impfen – Pro und Contra. Das Handbuch für die individuelle Impfentscheidung. Mit Sonderteil Reiseimpfungen. Droemer-Knaur, 2005

Pfeiffer, Herbert / Drescher, Michael / Hirte, Martin: Homöopathie in der Kinder- und Jugendmedizin. Urban & Fischer, 2004

Zur weiteren Vertiefung in die Prinzipien der Klassischen Homöopathie

Grollmann, Heidi / Maurer, Urs: Klassische Homöopathie verstehen. Groma, 1996

Gypser, Klaus H.: Homöopathie. Hinweise für Patienten. Gypser, 5. Aufl. 2003

Meili, Walter: Grundkurs in Klassischer Homöopathie. Sonntag im MVS, 1989

Müller, K.-J.: Klassische Homöopathie Wieso? Weshalb? Warum? Kleine Praxiseinführung für Patienten. Verlag Karl-Josef Müller, Zweibrücken

Register